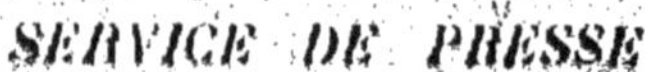

L'ANESTHÉSIE LOCALE

POUR

L'EXTRACTION DES DENTS

Par le Docteur SAUVEZ

DENTISTE DES HOPITAUX
PROFESSEUR A L'ÉCOLE DENTAIRE DE PARIS

PRÉFACE DE M. LE PROFESSEUR RECLUS

PARIS

VIGOT FRÈRES, ÉDITEURS

23, PLACE DE L'ÉCOLE-DE-MÉDECINE, 23

1905

TOUS DROITS RÉSERVÉS

L'ANESTHÉSIE LOCALE

POUR

L'EXTRACTION DES DENTS

DU MÊME AUTEUR

Influence de la menstruation sur les accidents d'origine dentaire. (*Odontologie*, 1892).

Sur un cas de nécrose partielle du maxillaire inférieur, d'origine dentaire. (*Odontologie*, 1892).

Du bromure d'éthyle comme anesthésique général. (*Odontologie*, 1893).

Des moyens de résistance de la dent contre la carie. En collaboration avec le D' Frey. (*Gazette des Hôpitaux*, 1893).

Sur l'organisation de l'enseignement dentaire en France. Rapport. (*Odontologie*, 1893).

Des meilleurs moyens d'anesthésie à employer en art dentaire. (*Thèse Paris*, 1893).

Historique de l'anesthésie. (*Odontologie*, 1894).

Cours d'anesthésie pour les candidats au diplôme de chirurgien-dentiste. (1894).

De l'anesthésie locale par le froid. (Communication au Congrès de Rome, 1894).

Rapport sur le XI° Congrès International des Sciences médicales, tenu à Rome, Section d'Odontologie, 1894.

Rapport au Congrès de Bordeaux (1895).

Un cas de transplantation. (*Odontologie*, 1895).

De l'or de Trey. En collaboration avec M. Toulouse. *Odontologie*, 1896).

Congrès dentaire de Nancy. (En collaboration avec M. Choquet, 1896).

Manuel du Chirurgien dentiste. Anatomie et physiologie de la bouche et des dents. (Baillière, 1896).

Magitot. Notice biographique. *Odontologie*, 1897).

Communication au Congrès de Moscou 1897.

Étude critique des meilleurs procédés d'anesthésie pour la chirurgie dentaire.

De l'intervention dans les cas d'abcès et de fluxion. (*Communication au Congrès dentaire national de Lyon*, 1898).

L'ANESTHÉSIE LOCALE

POUR

L'EXTRACTION DES DENTS

Par le **Docteur SAUVEZ**

DENTISTE DES HOPITAUX
PROFESSEUR A L'ÉCOLE DENTAIRE DE PARIS

PRÉFACE DE M. LE PROFESSEUR RECLUS

PARIS
VIGOT FRÈRES, ÉDITEURS
23, PLACE DE L'ÉCOLE-DE-MÉDECINE, 23
—
1905

PRÉFACE

M. le Dr Sauvez a présenté au Congrès de Saint-Louis un rapport sur l'anesthésie locale pour l'extraction des dents. C'est un travail considérable qui mérite de vivre plus que l'espace d'un jour de séance; aussi l'auteur s'est-il décidé à le publier en volume et il me demande une préface que je lui envoie d'autant plus volontiers qu'elle me permet de crier une fois de plus le bien que je pense de la cocaïne.

Osons le dire : la terreur qu'elle suscite encore, la méfiance qui entoure déjà le berceau de la stovaïne, ont pour cause les accidents provoqués par l'ignorance de la technique. — «Pour opérer un empyème », me demandait un jour le professeur Verneuil, « quelle dose d'anesthésique serait suffisante ? » — « Avec dix centigrammes, vous en avez presque trop », car, disais-je à part moi, dix centigrammes de cocaïne en solution à un pour cent donnent dix centimètres cubes de liquide, dix pleines seringues de Pravaz, de quoi couvrir un champ opératoire assez large pour inciser la peau, les muscles, ouvrir la plèvre, et même, au besoin, réséquer un bout de côte... Oui ! mais le malheur fut que les dix centigrammes d'alcaloïde furent dissous dans un seul gramme d'eau par le praticien de campagne qui avait appelé notre maître. Le contenu de l'unique seringue fut injecté, non dans la peau, mais dans le tissu cellulaire ; l'anesthésie fut illusoire, le malade poussa des cris violents et le pire est que la solution concentrée — 10 pour 100 — produisit des accidents redoutables; on dut, pour conjurer la mort, pratiquer longuement la respiration artificielle.

Un jour, à la Société de chirurgie, un de mes « hauts » collègues m'aborde très animé : « Elle est propre votre « méthode d'anesthésie !... Je viens d'opérer un cancroïde de la joue et non seulement mon malade a souffert mort et passion, mais il a failli rester dans mes « mains. Or, j'avais suivi pas à pas votre procédé. » — « Quelle dose de cocaïne avez-vous injecté ? » — Trente centigrammes. » — « Quelle solution ? » — « Cinq pour cent. J'ai poussé six injections profondes tout autour de la tumeur. » — « Du moins votre malade était couché ? » — « Non, il était assis. » C'était complet ! et le maître éminent avait violé, comme à plaisir, les quatre règles fondamentales qui font la sécurité et l'efficacité de la méthode.

Nous pouvions espérer du moins que les praticiens modestes n'aborderaient les injections de cocaïne qu'après s'être enquis des doses qu'il ne faut pas dépasser. C'était trop demander encore et nous avons reçu, à la Société de chirurgie, le mémoire d'un consciencieux collègue qui sentait le besoin de nous crier gare ! Il avait vu mourir entre ses mains un malade à qui il avait injecté un gramme ! — cent centigrammes de cocaïne ! Et il ajoutait, sans ironie, que s'il s'était arrêté à cette faible dose, c'est que le patient était cachectique et artério-scléreux.

La petite aventure arrivée à un grave professeur de clinique, mort depuis plusieurs années, est moins tragique, mais elle montre tout autant la méconnaissance absolue des règles essentielles de la méthode. Pour assurer une anesthésie plus profonde, il avait recouvert, pendant vingt-quatre heures, de compresses imbibées de cocaïne la peau qu'il voulait inciser. Puis, le lendemain, pour faire l'injection, il enfonce l'aiguille dans le tissu cellulaire et le malade crie; il crie, plus fort encore, lorsque l'opérateur plonge le bistouri. « Je vois, dit le professeur de son air profond, je vois, la cocaïne c'est deux douleurs au lieu d'une. » Et l'alcaloïde fut ignominieusement chassé du service. Or, il eut suffi d'un peu de patience et d'un peu d'attention pour arriver à faire comme nous près de huit mille opérations à la cocaïne sans un accident et sans un incident.

Et voilà pourquoi je sais gré au D' Sauvez d'avoir écrit son livre : il n'a pas craint d'étudier la méthode qu'il pratiqua dès qu'elle fut imaginée, il y a plus de quinze ans. Il la décrit minutieusement, avec une compétence parfaite, il nous en montre les avantages et les ressources, les moindres perfectionnements lui en sont familiers, et déjà il fait connaître au lecteur la stovaïne, le nouvel anesthésique qui tend de plus en plus à se substituer à la cocaïne. Nous souhaitons le plus vif succès au livre du D' Sauvez.

Paul RECLUS.

L'ANESTHÉSIE LOCALE

EN

CHIRURGIE DENTAIRE

CHAPITRE I

Étude critique de l'emploi
de l'anesthésie générale et de l'anesthésie locale
pour l'extraction des dents.

PRÉAMBULE

Nous avons toujours été frappé de voir que nos confrères des États-Unis, comme d'ailleurs la plupart de nos confrères d'Angleterre, employaient toujours l'anesthésie générale et exclusivement le protoxyde d'azote.

Ils ignorent, ou, pour mieux dire, veulent ignorer les bienfaits de la cocaïne ; ils refusent de prendre contact avec ce merveilleux alcaloïde et en sont encore au point où ils étaient il y a vingt ans, au point de vue de l'anesthésie en chirurgie dentaire, alors qu'à d'autres points de vue ils marchent à pas de géant et font d'année en année des progrès que l'Europe s'efforce d'imiter dans les diverses parties de la dentisterie opératoire. D'où vient ce fait ? Nous ne saurions le dire. Il est probable qu'effrayés par les accidents que la cocaïne a causés à son début, alors qu'elle était employée d'une façon inhabile, nos confrères, gens pratiques, n'ont pas voulu, comme nous disons en France, risquer de changer leur cheval borgne pour un aveugle et que, tout en sachant très bien comme nous que l'anesthésie générale n'est pas l'idéal pour la chirurgie dentaire, ils ont préféré continuer à employer le protoxyde d'azote, né dans leur pays, et qui, certainement, à des avantages considérables au point de vue du danger sur tous les autres anesthésiques connus jusqu'à ce jour.

Toutefois, comme nous avons, de l'autre côté de l'Atlantique, toujours combattu pour défendre l'anesthésie locale et la répandre le plus possible, nous avons pensé venir ici soutenir également cette thèse, pour tâcher de décider quelques-uns d'entre les membres de ce Congrès à essayer l'anesthésie locale et, par contre, à l'adopter. Au reste, tout en reconnaissant les qualités du protoxyde d'azote je trouve qu'il n'est pas non plus sans danger.

Maurice Perrin, dans une communication faite en France à la Société de chirurgie en 1875, a cité six cas de mort en Angleterre et aux États-Unis et un cas de mort en France. (Un des préparateurs de Vauquelin fut tué en respirant le protoxyde d'azote). Magitot, à la suite de cette discussion, rappela trois autres cas de mort survenus en Angleterre et tous les trois suivis d'autopsie avaient établi que la mort était bien le résultat de l'asphyxie.

Il faut ajouter à cette statistique un cas de mort par asphyxie survenu au Dental Hospital de Londres, le 15 septembre 1883 ; un cas survenu chez un dentiste d'Exeter, en 1884 ; le cas de Watson, le 28 septembre 1889 ; (1) enfin le cas de Duchesne, en 1881. Ce dernier fut poursuivi et condamné à trois mille francs d'amende.

Il a aussi paru en Avril 1904, dans le *British Journal of dental science*, la relation d'un cas de mort par le protoxyde d'azote.

Nous voudrions donc faire notre possible pour plaider dans ce Congrès en faveur de l'anesthésie locale, dont nous sommes absolument satisfait, persuadé que nous parlons dans l'intérêt des malades, des dentistes, et que les opérations n'en seront que mieux exécutées.

Il y a maintenant douze ans que j'emploie la cocaïne pour toutes les opérations de petite chirurgie dentaire et principalement pour les extractions. J'ai fait ma thèse en 1893 sur « Les meilleurs moyens d'anesthésie à employer en art dentaire » (Thèse de Paris, 1893) et à ce moment je préconisais pour l'anesthésie générale le bromure d'éthyle et pour l'anesthésie locale la cocaïne et les mélanges de chlorure d'éthyle et de méthyle. Depuis, j'ai modifié l'idée que j'avais étant étudiant au sujet du bromure d'éthyle et je lui préfère de beaucoup le protoxyde d'azote. Pour l'anesthésie locale, je mettais à cette époque la réfrigération et la cocaïne sur un niveau presque parallèle, tout en reconnaissant déjà la supériorité de la cocaïne. J'avais à ce moment deux ans d'expérience de la cocaïne et j'avais également une

____

1. Brouardel (Asphyxie par les agents anesthésiques, *Annales d'Hygiène et de Médecine légale,* 1895.

certaine crainte de cet alcaloïde puisque je voyais de
divers côtés les plus éminents de mes maîtres dans les
Hôpitaux le proscrire de parti pris.

A l'heure actuelle, dix ans se sont écoulés et j'ai pu,
par une expérience journalière, me rendre compte de
l'immense supériorité de la cocaïne sur la réfrigération.
J'ai fait un nombre d'injections très considérable, tant
dans ma clientèle que dans ma clinique particulière
ainsi que dans les services dentaires des Hôpitaux
dont je suis chargé (Andral, Bichat, Laennec) et à l'École
Dentaire de Paris ; je suis certain de ne pas exagérer
en disant que, pendant ces dix années, à raison de
deux cent cinquante jours au maximum de travail par
année, j'ai fait quotidiennement une dizaine d'injections
de cocaïne, ce qui représente un total de vingt-cinq
mille environ, sans avoir eu, non pas même un accident, mais un incident semblant imputable à la cocaïne.
(Sauvez, *Communication à la Société odontologique de
Paris*, 5 mai 1903).

L'expérience montre donc que l'anesthésie locale par
la cocaïne est inoffensive lorsqu'on se soumet à certaines règles sur lesquelles nous insisterons dans le cours
de cette communication et desquelles il importe de ne
pas s'écarter. Cette crainte manifestée contre la cocaïne,
justifiée dans les premiers temps de son emploi, n'a
plus aujourd'hui de raison d'être, alors qu'on est en
possession d'une bonne technique. Et au sujet de cette
technique, nous sommes très heureux d'être appréciés
de la façon suivante par M. le Professeur Reclus, qu
est le plus qualifié pour donner un avis autorisé :

« Les maîtres de l'École Dentaire de Paris, con-
« naissent fort bien la cocaïne et professent à son sujet
« la doctrine la plus pure ; ils ont adopté ce mode

« d'analgésie locale à ses premiers débuts, ils ont peu
« à peu rectifié son emploi; ils ont accepté ou préparé
« toutes les améliorations, tous les progrès, etc. »

Mise en comparaison avec les anesthésiques généraux,
la cocaïne constitue pour l'art dentaire un véritable
progrès sur les méthodes antérieures d'anesthésie. Il
n'est donc pas sans intérêt, avant de parler de l'anesthésie locale, de faire l'étude critique des cas dans
lesquels, à notre avis, en nous aidant de nos études antérieures, de notre pratique personnelle, de l'expérience
de tous, l'anesthésie générale doit être employée et des
cas dans lesquels il est préférable, pensons-nous,
d'avoir recours à l'anesthésie locale.

EXPOSÉ DU PLAN

Il nous paraît bon d'examiner en premier lieu les dangers et les inconvénients de l'anesthésie générale, avant,
pendant et après l'opération, puis les inconvénients spéciaux aux anesthésiques de longue ou de courte durée.
Nous verrons ensuite les avantages, puis nous étudie-
rons de même les dangers et les inconvénients de
l'anesthésie locale, pour terminer par ses avantages.

Enfin, nous tâcherons de conclure. Nous suppose-
rons, jusqu'au moment où nous aborderons l'étude des
dangers et inconvénients de l'anesthésie locale, qu'il
s'agit d'opérer un cas bien précis, de faire une extraction normale, c'est-à-dire justiciable de l'anesthésie
générale ou de l'anesthésie locale. Nous supposons
admis par tous que l'anesthésie locale est sans danger
aucun et donne une analgésie absolument certaine
dans une extraction normale.

Pour ceux qui n'admettent pas ce point, nous les renvoyons à des communications précédentes et à la suite de ce travail.

DANGERS ET INCONVÉNIENTS DE L'ANESTHÉSIE GÉNÉRALE

A) *Dangers et inconvénients communs à tous les anesthésiques généraux.*

1° Avant l'opération.

Il est tout d'abord une précaution à prendre avant l'anesthésie générale. Nous ne connaissons pas les malades qui viennent chez nous et nous pensons que tout le monde acceptera comme nécessaire de connaître l'état de leur cœur, de leurs poumons et de leurs reins avant de les anesthésier ; cela est nécessaire, car, si l'on trouvait une lésion du cœur, on ne devrait pas pratiquer l'anesthésie, pour soi-même encore plus que pour le malade, car vous savez que Brouardel dit n'avoir jamais trouvé de lésion valvulaire, à l'autopsie d'individus tués par les anesthésiques, mais tout le monde crierait haro sur le malheureux anesthésiste qui aurait un accident avec un sujet qu'il ne savait pas cardiaque.

Il nous faut donc examiner le cœur et le poumon, faire une analyse d'urines ou faire pratiquer cet examen par le médecin de la famille si vous voulez faire votre devoir. « Vous vous rangerez à l'avis du médecin, son veto sera pour vous absolu. » De plus, nous devrons être assuré du consentement du malade, et, s'il est mineur, du consentement de ses parents.

Un malade qui doit être soumis à l'anesthésie générale doit être dans des conditions spéciales. La plupart des auteurs sont d'accord sur le point qu'il doit être à jeun. Nous verrons même que cela n'est pas suffisant pour le chloroforme ou l'éther. Il doit, de plus, n'avoir aucune constriction, soit au niveau de la ceinture, soit au niveau du cou, et pouvoir respirer librement. Plusieurs aides sont nécessaires, en dehors du médecin qui anesthésie et de l'opérateur, pour maintenir le patient s'il a une période d'excitation, et nous devons les avoir initiés à leur fonction. Nous devons écarter tout ce qui est fragile à une certaine distance et avoir pris nos précautions pour que les cris qui peuvent survenir pendant le sommeil anesthésique, quel qu'il soit, ne soient pas entendus au dehors par les autres malades, qu'ils effraieraient. Nous devons avoir à notre portée immédiate ce qui est ou peut être nécessaire pour l'opération ou les opérations, l'ouvre-bouche, les tampons montés sur des pinces, et également ce qui peut être nécessaire en cas d'accident, pince à langue, injection d'éther ou de caféine, machine électrique au besoin et canule à trachéotomie, car, s'il survient un accident, même par coïncidence, vous devez être armé pour lutter au plus vite.

Voilà, croyons-nous, sans exagération, quelles sont les précautions à prendre avant l'opération, quel que soit l'anesthésique employé, de longue ou de courte durée.

2° Pendant l'opération.

Maintenant, opérons. Quels sont les dangers? Quels sont les inconvénients?

Les dangers. — Le plus grave est la mort, naturellement, et cela, il faut bien le reconnaître, a quelque importance. Que, dans les mains d'un professionnel, pour ainsi dire, qui a vu beaucoup d'anesthésies, qui en a fait beaucoup par lui-même, le malade risque moins que s'il est dans les mains du premier externe venu (comme cela se passe dans trop de services hospitaliers), cela est indiscutable.

Argument physiologique. — Mais nous défendons à quiconque d'oser dire que le malade en anesthésie générale ne risque pas d'y rester. Et d'ailleurs cela est logique et forcé. Pour qui connaît et comprend le mécanisme de l'anesthésie générale, ou tout au moins ce qu'on peut en connaître, à l'heure actuelle, l'anesthésique, quel qu'il soit, impressionne d'abord le cerveau et le cervelet, en provoquant des troubles du côté de l'intelligence et de la coordination des mouvements, puis la moelle et la protubérance annulaire, en abolissant la faculté de perception de tout acte de sensibilité générale ou tactile et les propriétés excito-réflexes de la moelle ; un pas de plus et c'est la mort, c'est-à-dire que c'est l'intoxication du bulbe qui, avec les nerfs organiques, commande les centres qui président aux mouvements respiratoires et cardiaques. Juste à un moment, c'est l'anesthésie générale ; en deçà, c'est la douleur ; au delà, c'est la mort.

Il est entendu que l'anesthésiste peut suivre théoriquement les divers stades de l'envahissement narcotique, grâce à l'interrogation de réflexes successivement abolis jusqu'aux réflexes oculo-palpébral et pupillaire les derniers abolis. Mais je dis théoriquement, parce que, s'il est exact de rencontrer cet état de choses normal aux cours d'anesthésies pratiquées sur des enfants ou des sujets jeunes et porteurs d'aucune tare, en revanche, il arrive parfois de voir le réflexe oculo-palpébral aboli, alors cependant que le malade présente des mouvements de défense à la douleur produite au niveau du champ opératoire.

Je dis théoriquement, parce qu'il est bien peu d'anesthésistes qui n'aient été frappés de voir parfois survenir du ralentissement, puis de l'arrêt de la respiration, véritable collapsus respiratoire, véritable syncope bleue progressive, alors que le réflexe oculo-palpébral réagissait encore.

Ce sont là des observations de pratique pure, de clinique en quelque sorte. Physiologiquement, il est difficile de donner à ces faits une explication précise. Lorsqu'on les rencontre, c'est souvent chez des sujets peu résistants, fatigués par des infections anciennes, ou bien encore chez des névropathes, souvent chez des hystériques. Sans doute, il s'agit là de malades présentant un état de moindre résistance des centres nerveux ; cet état se manifeste au cours de l'anesthésie par des perturbations souvent profondes dans l'ordre ordinaire et physiologique de la succession des phénomènes observés normalement chez des sujets soumis au chloroforme.

Mais est-il en notre pouvoir de connaître les lésions intimes des cellules de l'intimité de la moelle ou du bulbe des sujets qui viennent nous consulter ?

Et ces faits ne sont pas exceptionnels ; de là vient leur importance, de là vient leur danger véritable. Aussi me semble-t-il impossible d'affirmer d'une façon absolue qu'un anesthésiste est maître de l'intoxication narcotique des centres nerveux, qu'il peut toujours, sans exception, en arrêter et en immobiliser la marche envahissante, parce que les réflexes qu'il interroge et qui le guident à ce sujet ne lui sont pas toujours fidèles.

Il est vrai qu'un anesthésiste rompu à la pratique pourra, je crois, le plus souvent, éviter la syncope laryngo-réflexe du début avec de la prudence et une graduation lente de la dose de chloroforme inhalée. Il est faux que ce même anesthésiste puisse sûrement éviter une syncope respiratoire chez un névropathe ou un cachectisé parce que son guide, l'interrogation des réflexes, n'est pas infaillible.

Serait-il infaillible, ce même guide ne lui éviterait pas certaines syncopes cardiaques réflexes, classiques en quelque sorte, comme celles qui surviennent au cours des dilatations de l'anus et dans des réductions de luxations de l'épaule, mais qui peuvent fort bien survenir également dans les opérations sur la bouche.

Et puis, quel serait l'homme assez audacieux pour affirmer qu'aujourd'hui nous connaissons tout sur la mort par les anesthésiques. Et n'y a-t-il pas des cas dans lesquels le malade succombe sans que nous sachions pourquoi?

Certes, il est des séries heureuses, il est des anesthésistes heureux, comme il est des hommes heureux en général, mais un jour ou l'autre, sur des milliers d'anesthésies, un malade ne se réveille pas. On en fait l'autopsie et souvent on ne trouve aucune raison. L'anesthésiste était rompu à la pratique. Il était prudent, éclairé, attentif. Nous avons vu nous même mourir à l'hôpital deux malades sans que rien pût faire prévoir cette issue. Nous avons deux amis dentistes qui faisaient beaucoup d'anesthésies générales et qui nous plaisantaient parfois sur la réserve que nous mettions à l'employer. L'un a perdu une jeune fille au bromure d'éthyle, l'autre une femme au chloroforme. Depuis, ils en font moins. Et l'on ne peut savoir les nuits d'insomnie, les cauchemars, les inquiétudes, les angoisses que de tels événements amènent dans la vie d'un homme, et pendant plusieurs années. Nous regrettons d'insister sur ce point, mais nous pensons qu'on ne saurait trop le faire.

Argument statistique. — Voyons très rapidement quelques statistiques ; nous serons très bref sur ce point, car on sait que les statistiques sont toujours fausses. Mais si elles ne comprennent pas tous les cas, elles comprennent au moins ceux qu'elles indiquent. Les deux cas de mes amis se sont passés très légalement, avec enquête judiciaire et mise hors de cause de chacun d'eux, mais ces deux morts n'ont pas été connues des auteurs. Et nous avons tous eu connaissance de morts par anesthésie générale, à l'hôpital ou en ville, dont on a soigneusement évité de parler et qui ne figurent pas dans les statistiques. Le Dr Pinet, il y a deux ans, nous a parlé d'un service d'hôpital dans lequel il y avait eu trois décès par le chloroforme en une semaine.

La méthode des gouttes ne met pas absolument à l'abri de la syncope. La quantité absolue du chloroforme qui manque dans le flacon ne signifie pas tout. Ce qui signifie quelque chose, c'est la quantité d'air inspiré mélangé aux vapeurs chloroformiques. Soient deux sujets semblables, deux anesthésies ayant la même durée, poussées au même degré, la quantité de chloroforme inspiré ne sera pas loin d'être identique, même lorsque de deux flacons de 20 grammes par exemple il manque dans l'un 10 grammes tandis que l'autre est épuisé.

Ce qui tue, ce n'est pas la quantité totale de chloroforme employé, c'est le rapport qui existe entre la quantité d'air inspiré et les vapeurs chloroformiques qui saturent cet air, et aussi ce qui tue c'est peut-être ce que nous ne savons pas.

La méthode des gouttes emploie peu de chloroforme, mais elle emploie aussi très peu d'air. Le titre du mélange d'air et de chloroforme absorbé par le malade est identique pour obtenir un effet utile lorsqu'on use quelques gouttes de chloroforme et très peu d'air ou lorsqu'on emploie plus de chloroforme et une plus grande quantité d'air. La méthode des gouttes deviendrait un sophisme si on la poussait à l'extrême.

Une des statistiques les plus étendues est celle de Neyraud (Lyon 1895), qui a collationné tous les accidents connus, par rapport au nombre d'anesthésies exécutées par les opérateurs. Il donne 241 cas de mort dans 1.069.890 anesthésies par le chloroforme ou l'éther. La proportion est donc de 1 mort sur 4.439 anesthésies. Il ressort de cette statistique que le chloroforme serait 5 fois plus dangereux que l'éther.

Riedel (Berlin 1896) a eu 9 cas de mort sur 13.000 chloroformisations, soit 1 mort sur 1.444.

Au 26ᵉ Congrès de la Société allemande de chirurgie, tenu à Berlin, du 21 au 24 avril 1897, Gurlt dit : « Le total des narcoses dans le courant des deux dernières années est de 58.769, sur lesquelles on compte « 32 décès, c'est-à-dire un décès pour 1.836 narcoses. « Notre statistique des 7 dernières années s'élève donc « à 827.599 anesthésies avec 137 décès, ce qui donne la « proportion de 1 mort sur 2.444 anesthésies. »

D'après Andrews, la mortalité par le chloroforme serait de 1/2723 ; d'après Coles, 1/2873 ; d'après Richardson, 1/3190. Tout récemment, un médecin anglais, anesthésiste, a donné la statistique suivante (*The Edinburgh Medical Journal,* november 1903) :

Chlorure d'éthyle.	1/16.000
Bromure d'éthyle.	1/4.000
Ether.	1/12.000
Chloroforme	1/2.000
Protoxyde d'azote. Impossible à calculer.	

C'est-à-dire que, si le protoxyde d'azote est, sans contredit, l'anesthésique le plus inoffensif, le chlorure d'éthyle vient ensuite avant l'éther, puis, le bromure d'éthyle et, en dernier lieu, le chloroforme (1).

On nous objectera certainement que ces statistiques s'appliquent aux anesthésies exécutées pour toutes les opérations, laparotomies, etc., et que, dans ces cas, les malades ont succombé quelquefois peut-être à cause de l'importance de l'opération qui avait nécessité l'absorption d'une dose d'anesthésique considérable, opération qui ne saurait être mise en parallèle avec l'extraction d'une dent, mais nous répondrons qu'en tenant compte des cas qui n'ont pas fait assez de bruit pour être con-

1. Au moment de mettre sous presse, nous trouvons une note dans le journal « *La Odontologia* » du mois de septembre 1904, au sujet de deux cas de mort par le somnoforme qui nous a souvent été présenté comme inoffensif et comme un anesthésique sans danger. Nous transcrivons simplement cette note sans commentaires.

« Le somnoforme.

« D'après une statistique dressée par M. C. de Troy, les anesthésies « somnoformiques pratiquées en Europe depuis 1901, année dans « laquelle le Dr Rolland introduisit cet anesthésique, dépassent 300.000. « Sur ce nombre on ne compte que deux cas de mort : l'un survenu à « Londres et l'autre dans la même ville. Dans le premier il s'agissait de « la femme d'un publiciste connu, mais l'autopsie prouva que la patiente « était morte d'asphyxie pour des causes étrangères au somnoforme ; « dans le second, qui s'est produit à l'hôpital Guy, les journaux médicaux « affirment que la mort n'est pas due à l'anesthésique. »

les auteurs de statistiques, la proportion doit
être peu près exacte. même dans les anesthésies générales pour extractions dentaires. D'ailleurs, il serait
faudrait croire que l'importance de l'opération joue un
rôle considérable dans la mortalité, car, dans la plupart des cas, au contraire, il s'agissait d'interventions
très peu graves. Et, même si l'on pouvait, ce qui est
impossible, montrer que la proportion est moindre, cela
n'empêcherait pas le risque d'exister ; donc il faut en
tenir compte. Et nous nous demandons : « Est-il logique de courir ce risque de mort pour l'extraction d'une
dent ? »

D'ailleurs, nous ne parlons pas des alertes nombreuses et sérieuses qui ne comptent pas, puisqu'on ne
s'occupe dans les statistiques que du danger de mort.

« Que de fois, dit le professeur Reclus, dans la nar-
« cose chloroformique, avons-nous eu de sérieuses
« alertes, et l'on peut dire l'image de la mort ! Tout à
« coup la respiration ou la circulation s'arrête, la face
« devient pâle, livide ou violette, la pupille est immo-
« bile et durant dix, quinze secondes, une minute, quel-
« quefois plus, malgré la tête pendante, les flagellations
« de la figure et de la poitrine à l'eau froide ou chaude,
« malgré l'électrisation, les pressions sur les côtes, la
« respiration artificielle, la traction de la langue, le jeu
« du cœur ou du poumon reste suspendu. Ne va-t-on
« même pas jusqu'à la trachéotomie pour insuffler plus
« directement l'air dans la poitrine? Enfin, la vie
« reprend, la syncope se dissipe, et l'on se remet d'une
« alarme si chaude. Inutile de dire que, pendant cette
« alerte, des fautes sérieuses contre l'asepsie ont pu
« être commises. N'importe, on en parle à peine ; pour
« qu'un accident compte, il faut qu'il soit mortel. »

Nous supposons donc ce point établi et accepté par tous, de même qu'il est accepté par tous les chirurgiens que chaque malade en anesthésie générale peut mourir que ce soit dans la proportion de 1/2.000 ou de 1/10.000 ou de 1/1.000 et nous rappelons que, si Sédillot a dit : « Le chloroforme bien donné ne tue jamais », il a ajouté un peu plus loin : « Il suffit d'un rien pour tuer le malade. »

Nous venons de voir, par ce que nous savons de la physiologie de l'anesthésie, par ce que nous apprennent les statistiques, que les anesthésiques généraux peuvent tuer le malade. N'ont-ils pas d'autres dangers ? Il peut arriver que, pendant l'anesthésie, surtout si le malade est couché, et même parfois s'il est assis, une racine ou une dent glisse dans le pharynx, de là passe dans la glotte et détermine l'asphyxie.

Nous nous excusons d'avoir insisté sur ces dangers, mais, incontestablement, c'est là notre gros argument contre l'anesthésie générale et c'est cela qui doit faire réfléchir le dentiste, médecin ou non, à qui le client vient demander conseil. Le dentiste ne doit pas oublier ce danger, quel que soit l'art avec lequel on lui présente tel ou tel anesthésique général.

Voyons maintenant quels sont les inconvénients.

Arguments opératoires. — Certains arguments ont trait à l'opération, et nous pensons que tout le monde conviendra que le malade anesthésié, qui est inerte, se laisse aller sous l'effort que nous lui imprimons, a la bouche pleine de sang et de mucosités, est moins facile à opérer que celui qui réagit sous notre effort, se place comme nous le voulons, peut cracher et se rincer la bouche. Il serait puéril d'insister sur ce point et quoique, dans ce cas, l'habileté plus ou moins grande de l'opérateur, qui n'a pas à entrer en cause, joue un rôle important, nous pensons que plus d'une racine ou plus d'une extrémité de racine de dent cassée à la première prise est restée dans son alvéole, par suite de la difficulté de l'opération sur le malade en anesthésie générale, racine ou extrémité de racine qui aurait pu être extraite avec la vulgaire anesthésie locale. Qu'on ne vienne donc pas nous dire que l'anesthésie générale permet de faire une opération sûrement complète.

Un inconvénient indiscutable également, selon nous, est la peur que la plupart des malades ont de se faire endormir tout à fait, appréhension contre laquelle il faut que nous réagissions, car elle est un facteur important dans la genèse des syncopes, et nous avons tous vu des hommes très énergiques et très froids ressentir une émotion vraiment pénible quand leur médecin leur disait qu'il était nécessaire pour l'opération, quelle qu'elle fût, dont il s'agissait, de pratiquer l'anesthésie générale. A plus forte raison cette appréhension pourra-t-elle être plus intense chez des nerveux.

Et l'appréhension des malades n'est pas toujours exagérée, car, s'ils pouvaient voir l'opération, ils seraient bien souvent effrayés.

Je ne puis m'empêcher de voir se présenter devant mes yeux le spectacle auquel j'ai assisté parfois dans divers congrès et dans diverses séances pratiques. Le malade est maintenu par plusieurs aides, congestionnés par l'effort, qui suivent les mouvements de ses jambes et de ses bras ; il cherche en vain à fuir l'étouffement et à arracher le masque que l'anesthésiste maintient de force sur son visage. Il se débat, se retourne sur le fauteuil, force la têtière, envoie promener les écarteurs, jusqu'à ce que, enfin terrassé, il se laisse aller comme une loque sur le fauteuil pendant que des aides le soutiennent, lui placent l'ouvre-bouche et que l'opérateur, rapidement, se dépêche d'extraire au plus vite les dents ou les racines au milieu du sang.

Souvent le malade se réveille et recommence la lutte, le visage ensanglanté, les vêtements en désordre, les membres raidis, et la même scène se renouvelle. Enfin, il se réveille, encore abruti par l'anesthésique, fatigué par la lutte et les jambes molles, et la conscience revient peu à peu, souvent avec un souvenir obscur et peu agréable.

Arguments de médecine légale. — Pour terminer le chapitre des dangers et des inconvénients des anesthésiques généraux, quels qu'ils soient, avant ou pendant l'opération, il est un point qu'il ne faut pas oublier, c'est la responsabilité médico-légale. Et cette question est intéressante. Dans les cas d'accidents, et nous pensons que personne ne se croit assez aimé des dieux pour prétendre qu'il n'en aura jamais — il y a deux juridictions avec lesquelles on est susceptible d'entrer en rapport : la police correctionnelle, pour homicide par imprudence et le tribunal civil, pour la responsabilité du dommage causé. Et non seulement le tribunal examinera si toutes les précautions préalables ont été prises, mais aussi si l'opération d'abord et ensuite l'anesthésie étaient légitimes, si les soins au moment de l'accident ont été bien donnés, etc. Or, le tribunal ne discute jamais la nécessité de l'anesthésie pour une grave opération, mais il peut la discuter parfois avec une certaine âpreté lorsqu'il s'agit de l'extraction d'une dent. A-t-il tort d'ailleurs de discuter ce point ? Et n'est-il pas placé par la société pour défendre l'existence de ses membres.

Indépendamment de tous les arguments que nous alignons devant vous, il y a un raisonnement de bon sens que ne manquera pas de faire le tribunal et qui prime tout : si, dans le cas qui se présentait, l'opération, peu importante, pouvait être pratiquée sans douleur avec l'anesthésie locale comme avec l'anesthésie générale; et c'est ce que nous avons supposé, le médecin qui a conseillé l'anesthésie générale a fait courir inutilement un risque de mort au malade qui se confiait à lui, a manqué à son devoir d'homme, de médecin et a eu une conduite blâmable.

Certes, nous n'émettrons ici que des arguments scientifiques, mais, si la question était portée devant le tribunal, un avocat ne manquerait pas de dire que toute cette mise en scène était faite dans le but de simuler une opération extraordinaire, quand, au fond, c'était une simple extraction dentaire, comme certains chirurgiens qui font tendre des draps dans le salon pour opérer un ongle incarné ou une loupe. Et pourquoi ? Dans quel but ? Qu'on ne vienne pas nous dire que c'est le patient qui le demande. L'opinion du malade n'a rien à voir dans la question, qui est trop grave, et cette opinion c'est nous qui la faisons, dans l'immense majorité des cas. Ceux qui n'ont pas la confiance de leurs patients ne la gagneront pas d'ailleurs en faisant ce qu'ils demandent, mais plutôt en refusant de leur obéir.

Ces diverses raisons montrent qu'il est utile, sinon absolument nécessaire, de prendre l'avis et l'assistance d'un confrère, et mieux, croyons-nous, du médecin de la famille, pour partager, s'il y a lieu, les risques à courir ; d'ailleurs, deux personnes ne sont pas de trop s'il survient un incident, pour ouvrir les fenêtres, flageller le malade, pratiquer la respiration artificielle. Le professeur Brouardel rappelle, de plus, une autre raison qu'il ne faut pas négliger : « Deux fois, dit-il, à ma connaissance, des femmes sont sorties du cabinet où elles étaient restées seules avec l'opérateur qui les avait endormies, pour entrer dans celui du commissaire de police et y déposer une plainte. » Il s'agissait dans un cas d'un médecin, dans l'autre, d'un dentiste. Tous deux furent arrêtés, firent plusieurs jours de prison préventive et ne furent acquittés que grâce à l'intervention de Verneuil et de Brouardel.

3° Après l'opération.

Enfin, après l'opération, quand l'anesthésie est terminée, le malade a bien souvent, quel que soit l'agent employé, des céphalalgies violentes et plus ou moins prolongées, un état nauséeux plus ou moins persistant, une courbature, un malaise et quelquefois des insomnies pendant plusieurs jours consécutifs.

Il peut même arriver (chez des sujets prédisposés, nous dira-t-on, mais qui le sait ?) que l'anesthésie détermine, consécutivement à son emploi, des accidents pulmonaires ou des accidents d'intoxication, sans qu'on en sache bien la cause, et qu'un malade, réveillé normalement, meure quelques heures après, comme cette malade dont le Dr Pinet racontait jadis l'histoire.

Nous avons jusqu'ici tâché de montrer les dangers et les inconvénients de tous les anesthésiques généraux, plus ou moins, avant, pendant et après l'anesthésie.

B) *Dangers et inconvénients spéciaux aux anesthésiques de longue durée.*

Voyons maintenant rapidement s'il n'y a pas, de

plus, des dangers ou des inconvénients inhérents, soit aux anesthésiques de longue durée, soit à ceux de courte durée. Dans le cas d'emploi d'anesthésiques de longue durée, chloroforme ou éther, les complications sont très grandes. Une opération au chloroforme doit se faire au domicile du malade, à notre avis, ou dans une maison de santé, mais non dans le cabinet du dentiste. L'opéré doit pouvoir être couché dans un lit chauffé et laissé tranquille après l'opération. Il sera indiqué de le laisser étendu 24 heures, la tête basse, et une garde le veillera pour tourner la tête de côté, si un effort de vomissement se produit et répondre à ses appels. Nous n'admettons pas la façon de voir des frères Tellier qui pratiquent leurs anesthésies générales à l'éther dans leur cabinet, toujours en se basant sur le fait qu'en employant l'éther, avec les précautions qu'ils indiquent, « on peut dire, autant qu'il est permis d'affirmer chose « humaine, qu'il semble impossible d'avoir un accident « mortel. » La phrase est jolie, elle indique bien leur conviction et c'est à peu près celle des partisans de tel ou tel anesthésique général.

Nous pensons très nettement, au contraire, que, tout au moins pour le chloroforme et l'éther, on doit opérer chez le malade, pour lui-même et pour l'opérateur. Et vous voyez alors à quelles complications vous êtes conduit, d'aller, en emmenant vos aides, opérer sur un lit trop haut ou trop bas, ou sur des tables de cuisine, avec le risque d'avoir oublié d'emporter un instrument, et en dehors de vos habitudes !

Tout malade qui doit être endormi par un anesthésique général de longue durée doit, de plus, être purgé la veille, avoir fait un très léger repas ensuite et ne plus manger, ne plus boire à partir de ce repas jusqu'au moment de l'opération. Cette obligation, pour le chirurgien, d'aller à domicile où il sera mal installé, cette série d'ennuis pour le malade et son entourage, depuis la veille de l'opération jusqu'à son lendemain, ne sont encore rien auprès des difficultés opératoires en présence desquelles se trouve le chirurgien, d'opérer son malade, couché, si c'est du chloroforme, la bouche pleine de mucosités, si c'est de l'éther. On admettra bien, en effet, qu'il n'est guère facile d'aller au fond de la bouche pratiquer, dans une position pénible et sans pouvoir s'éclairer facilement, une opération déjà difficile lorsque le malade est assis dans un fauteuil et qu'on voit nettement le champ opératoire. Certes, la position de Rose, c'est-à-dire la tête renversée en arrière, facilite jusqu'à un certain point les extractions dentaires sous le chloroforme, mais encore une fois, que de complications et que d'ennuis à ajouter à ceux que nous avons cités plus haut !

C) *Dangers et inconvénients spéciaux aux anesthésiques de courte durée.*

Dans le cas où l'on emploie des anesthésiques de courte durée, protoxyde, somnoforme, chlorure d'éthyle ou bromure d'éthyle, un autre inconvénient est à considérer : la nécessité d'opérer vite. On sait que l'anesthésie dure un temps variable, mais souvent très court, qui oscille un peu suivant les anesthésiques, suivant la façon de les employer, mais qui, toujours, est très bref et va de 30 secondes à 2 ou 3 minutes sans que le chirurgien puisse savoir si ce sera 30 secondes ou trois minutes, et l'on s'efforce d'avoir terminé son opération rapidement. Certes, il est peut-être de très brillants opérateurs qui ne font jamais une échappée, une mauvaise prise, mais la plupart ne peuvent avoir cette prétention. Combien de gencives décollées et broyées, combien de bords alvéolaires brisés, combien aussi de racines cassées, à cause de cette précipitation, si excusable chez beaucoup d'opérateurs !

Nous reviendrons sur ce point parce que, pour nous, un des principaux inconvénients des anesthésiques généraux de courte durée est de ne pas permettre l'opération lente et rationnelle.

Un autre inconvénient également inhérent à cette classe d'anesthésiques est que le malade, bientôt réveillé, sent immédiatement la douleur dans la partie qu'on vient d'opérer (en admettant que l'opération soit terminée), comme dans les cas de périostite aiguë, par exemple, et cette douleur est souvent plus forte que celle de l'opération, tandis que dans l'anesthésie locale, au contraire, le champ opératoire reste analgésié plusieurs minutes.

Nous avons fini d'exposer les principaux dangers et inconvénients de tous les anesthésiques généraux et ceux qui sont spéciaux aux anesthésiques de longue ou de courte durée.

AVANTAGES DE L'ANESTHÉSIE GÉNÉRALE.

Voyons maintenant les avantages.

1° L'analgésie est certaine ; elle n'est que presque certaine avec l'anesthésie locale, dans le cas que nous avons pris pour type.

2° Le malade ne perçoit pas l'effort de l'opérateur sur

sa mâchoire, ni le bruit du davier. Il ne se voit pas opérer.

3° On peut faire plusieurs extractions dans la même séance.

4° Certains auteurs affirment que la cicatrisation est plus rapide.

C'est tout ce que nous trouvons.

DISCUSSION DE CES AVANTAGES.

Voyons ce qu'il faut penser de ces avantages.

Le premier « *analgésie certaine* » ne peut être promis qu'avec les anesthésiques de longue durée, c'est-à-dire les plus dangereux, parce que, si la dent se casse, l'opérateur a le temps de rechercher les racines.

Si vous promettez l'analgésie absolue et que vous fassiez usage des anesthésiques rapides, c'est-à-dire les moins dangereux, et si par malheur la dent se casse (et cela arrive aux meilleurs opérateurs), le malade se réveille en hurlant et vous applique le fameux proverbe : « Menteur comme un arracheur de dents. » A-t-il tort ?

Avec l'anesthésie locale, au contraire, on continue, après la fracture de la dent et le malade ne sent rien.

Le deuxième avantage, « *le malade ne se voit pas opérer et ne perçoit pas l'effort de l'opérateur* », ne nous paraît pas assez grand pour être mis en parallèle avec les dangers et les inconvénients que nous avons signalés, et d'ailleurs nous faisons la même objection que précédemment. Cet avantage n'existe plus si la dent se brise et si le malade se réveille avant la fin de l'opération et il ne peut être promis qu'avec les anesthésiques de longue durée, c'est-à-dire les plus dangereux.

Le troisième avantage, « *plusieurs extractions dans la même séance* », ne nous séduit pas, nous l'avouons. Nous pouvons d'ailleurs avec la cocaïne faire également plusieurs extractions, sans danger, facilement quatre ou cinq, c'est-à-dire ce qu'on peut prétendre, au plus, exécuter avec un anesthésique général de courte durée, en laissant le malade couché pendant une heure ou deux après l'opération. Au delà de ce nombre, nous sommes forcés d'avoir recours à un anesthésique de longue durée, c'est-à-dire compliqué et dangereux comme emploi.

Mais, dans quel cas est-il si utile, si nécessaire, de faire tant d'extractions en même temps ?

Pour les gens qui sont très occupés, nous dit-on et qui n'ont pas le temps de venir plusieurs fois pour dix extractions ;

2° Pour mettre plus tôt un appareil de prothèse.

Les gens très occupés. Alors nous allons adopter une thérapeutique spéciale pour les gens très occupés, un traitement pour les gens qui voyagent ; nous apporterons une modification totale dans ce que nous pensons être bon comme technique parce que notre client ne peut venir qu'entre deux trains ? Nous avouons ne pas accepter cette manière de voir et nous ne pensons pas que cet argument ait un poids dans une discussion scientifique. Les gens très occupés gagnent leur vie et pourront bien trouver le temps de se faire soigner ; avec l'anesthésie locale, pour enlever dix dents, ils viendront trois ou quatre fois chez nous et perdront chaque fois une heure, voire même deux. Avec l'anesthésie générale de longue durée, puisqu'il s'agit de dix dents au moins, ils perdront au moins un jour et demi et quelquefois deux ou trois.

Si ce sont de malheureux petits employés très tenus, ils auront au moins une partie du dimanche ou une permission de temps en temps et là encore, quatre séances d'anesthésie locale les dérangeront moins dans leur travail qu'une séance de chloroforme ou d'éther.

Pour ce qui est de l'application plus rapidement possible d'un appareil de prothèse, cela est indiscutablement vrai, mais cet argument est-il suffisant ? Voici des gens qui arrivent avec quinze ou vingt dents à enlever ; ils n'ont jamais trouvé le temps, pendant des années, de se faire soigner et vous voulez, pour leur mettre un appareil huit à dix jours plus tôt changer une technique que vous croyez bonne ! Nous ne l'acceptons pas.

Et d'ailleurs n'est-il pas plus logique, plus rationnel, de commencer à enlever les mauvaises dents d'un côté, pendant que le malade peut encore mâcher un peu de l'autre, et, quand ce premier côté opéré est à peu près cicatrisé, de commencer à intervenir sur l'autre, plutôt que d'aller faire courir le risque d'une longue anesthésie générale, que de faire en quelque sorte une opération assez grave au lieu d'une série d'opérations insignifiantes, pour laisser un malheureux tout pantelant sur la table d'opération, avec une quantité de plaies ouvertes en même temps aux hémorrhagies et aux infections possibles et qui, pendant plusieurs jours, ne pourra prendre que des aliments liquides.

Abordons maintenant le dernier soi-disant avantage de l'anesthésie générale.

Cicatrisation plus rapide. — Est-ce bien vrai ? Nous ne le pensons pas. Nous n'avons jamais observé, sauf avec les solutions huileuses, de cicatrisation difficile à la suite des injections de cocaïne. Et, dans le service du

Dr Reclus, où nous allons chaque semaine et où toutes les opérations sont faites avec la cocaïne, nous n'avons pas observé des réunions plus mauvaises, des guérisons moins rapides que dans d'autres services où les malades sont opérés avec le chloroforme. D'ailleurs, jamais ses collègues, à notre connaissance, ne lui ont opposé cet argument. Alors, si ce mode d'anesthésie ne paraît pas avoir d'inconvénients sur les opérations de chirurgie générale, avec les solutions aqueuses, pourquoi en serait-il autrement dans les opérations buccales? Naturellement, il faut assurer l'antisepsie de la bouche avant et après l'opération, quel que soit le procédé employé. Il faut assurer l'asepsie de la solution employée, cela est presque inutile à dire. Et, en dehors des solutions toutes préparées, en ampoules, qui nous donnent toute la garantie nécessaire, les dentistes ont, dans leur machine à vulcaniser les appareils en caoutchouc, un autoclave tout trouvé et pratique pour porter à 110 ou 120 degrés les solutions qu'ils emploient. Si ces précautions sont prises, au point de vue de l'asepsie de la solution et de l'antisepsie de la bouche, les plaies se cicatriseront tout aussi bien. Mais, admettons même, ce que nous ne pensons pas, que la cicatrisation soit retardée de quelques jours, serait-ce encore là une raison suffisante pour adopter une technique que condamnent toutes les raisons que nous avons énumérées? Et ces désordres opératoires, ces traumatismes étendus, ces échappées dans la gencive qui arrivent aux meilleurs opérateurs, quand ils se hâtent d'opérer sous l'anesthésie générale de courte durée, croit-on qu'ils ne retardent pas également bien souvent la cicatrisation.

Nous en avons fini cette fois avec l'exposé des dangers et des inconvénients anesthésiques généraux, quels qu'ils soient, et avec l'exposé des avantages qu'on leur accorde et nous avons vu ce qu'il fallait en penser.

DANGERS ET INCONVÉNIENTS DE L'ANESTHÉSIE LOCALE.

Nous allons, maintenant, conformément au programme que nous nous sommes tracé, examiner rapidement les dangers et les inconvénients de l'anesthésie locale, puis ses avantages, et nous nous efforcerons de conclure.

Les dangers. — La mort ? Ce danger n'existe pas si l'on n'emploie pas une dose exagérée ; nous pouvons, en dentisterie, limiter, pour être bien sûr d'être au-dessous de la vérité, cette dose à 3 centigrammes, largement suffisante pour tous les cas.

On cite partout le cas de Call, où une dose minime de cocaïne aurait produit des incidents graves. Or, si l'on remonte à la source, on reconnaît que, non pas 5 milligrammes, mais 50 centigrammes de cocaïne ont été injectés dans les tissus. Cela ne paraît donc pas discutable.

Toutefois, si quelques-uns d'entre vous ont encore des vues analogues, qu'ils lisent le beau livre du professeur Reclus: *L'analgésie localisée par la cocaïne.* Dans le troisième chapitre, il revient, comme il dit, « sur d'anciennes histoires pour laver la cocaïne des « accusations qu'on a portées contre elle. » Il relate tous les faits qui traînent depuis des années dans divers livres et montre nettement que les accidents attribués à la cocaïne sont dus ou à des erreurs de dose ou à des défauts élémentaires de technique. Il montre qu'au début on s'est emparé de cette substance, on l'a employée au hasard, sans se demander la quantité

qu'on pouvait dépasser sans péril, et, tandis que 5,
10 ou 15 centigrammes suffisent pour mener à bien les
opérations les plus étendues, certains médecins ont
dépassé 50, 60, 80 centigrammes et n'ont pas craint
d'aller jusqu'à 1, 2 ou même 3 grammes.

Il montre que, pour les autres alcaloïdes usités en
thérapeutique, les physiologistes, par leurs expériences sur les animaux, les médecins, par une administration prudente et graduelle sur leurs malades, ont déterminé d'une manière assez exacte la tolérance de
l'organisme, tandis qu'il est étrange qu'une pareille
marche n'ait pas été choisie pour régulariser l'emploi
de la cocaïne. Dès les premiers jours elle a été livrée à
l'ignorance commune et chacun s'en est servi au gré de
son inspiration. Les doses les plus diverses ont été
administrées sans scrupules et, dans certaines interventions, on en a injecté jusqu'à 3 et 4 grammes.

Je me contenterai de vous citer un passage de ce
chapitre :

« Il me reste à parler des observations où les accidents n'ont pas provoqué la mort. Je ne saurais les
analyser toutes pour montrer quels préceptes on a
violés et quelles fautes on a commises. La mois-
son la plus abondante nous est fournie par les dentistes et l'un d'eux me disait : « On ne peut anesthésier
« une gencive à la cocaïne sans avoir quelques troubles
« légers ou alarmants. Aussi la région de la tête a-t-elle
« été considérée comme une zone dangereuse. Cette
« zone j'en nie l'existence : J'ai enlevé des kystes séba-
« cés du cuir chevelu, des épithéliomas de la face, des
« ganglions et des lipômes du cou ; j'ai énucléé des
« kystes salivaires des lèvres et des joues, j'ai extrait
« beaucoup de dents et depuis que j'ai adopté le décubi-

« tus horizontal pour toutes ces opérations, je n'ai plus
« noté de syncopes. La zone dangereuse s'est évanouie. »

J'ajouterai qu'avec la stovaïne la position horizontale n'est plus nécessaire ; on peut opérer assis et le
professeur Reclus le fait tous les jours à Laënnec ainsi
que le Dʳ Chaput et le professeur de Lapersonne, chacun dans leur service, sans avoir un incident. L'action
vaso-dilatatrice de ce nouveau médicament, sa moindre toxicité ont encore rendu l'anesthésie locale moins
dangereuse.

L'anesthésie locale compte de jour en jour des partisans de plus en plus nombreux et ce n'est plus que
dans quelques milieux médicaux attardés que quelques
vieux praticiens peuvent dire en hochant la tête que la
cocaïne à la dose de 1 centigramme et en solution au
centième peut amener des accidents, si l'on se conforme aux règles de la technique. En tous cas, avec
la stovaïne, ils ne pourront plus rien dire.

Les inconvénients. — Ils existent. Examinons-les. Il
est indiscutable que certains sujets présentent une
idiosyncrasie particulière à la cocaïne, comme d'autres
à la morphine, mais il peut survenir tout au plus un
malaise, une sensation de picotement des extrémités,
de vertige, une syncope de courte durée si l'on est resté
dans les limites indiquées. Cela n'arrive presque jamais
et n'est jamais grave. La cocaïne ne devra pas être
employée, elle est contre-indiquée chez les anémiques
avancés et chez les débilités, chez les grands nerveux,
les cardiaques et les aortiques ; mais, dans ces cas,
l'anesthésie générale sera *a fortiori* contre-indiquée,
surtout pour une extraction de dent.

L'emploi de la cocaïne ne donne pas satisfaction
complète dans certains cas d'extractions. Expliquons-

nous. Nous avons jusqu'ici, dans l'étude que nous avons faite des dangers, des inconvénients et des avantages de l'anesthésie générale, supposé qu'il s'agissait d'une extraction normale, d'une dent non enflammée, extraction pouvant être rendue indolore aussi bien par l'anesthésie locale que par l'anesthésie générale et nous croyons avoir démontré que, dans ces cas, le médecin qui indique l'anesthésie générale donne un mauvais conseil, a une conduite blâmable. Si nous pouvions avoir réussi à cela seulement, nous nous estimerions très heureux et nous aurions réduit considérablement la proportion des anesthésies générales dans notre spécialité.

Mais il est des cas dans lesquels il n'est pas possible de promettre l'analgésie avec l'anesthésie locale, et l'on ne doit promettre que ce qu'on peut tenir. C'est là qu'à notre avis la question se serre et se précise. Nous qui sommes partisan convaincu de l'anesthésie locale en chirurgie dentaire, l'emploierons-nous dans tous les cas ? Nous nous empressons de répondre : non. Il y a deux cas dans lesquels nous conseillons à notre malade l'anesthésie générale. En premier lieu, pour l'extraction d'une dent de sagesse ayant amené du trismus, si ce trismus est intense, si les désordres sont assez accusés et si, pour une raison ou pour une autre, nous ne pensons pas pouvoir arrêter la marche des accidents pour être à même de faire une opération, sans douleur, quelques jours plus tard, avec l'anesthésie locale en opérant le malade à froid. Dans ce cas, si l'opération ne nous paraît pas devoir être trop compliquée, nous conseillons un anesthésique général de courte durée. Si, au contraire, l'opération risque d'être compliquée, et c'est le plus souvent le cas, nous conseillerons un anesthésique de longue durée.

En second lieu, lorsqu'il ne s'agit plus d'une extraction mais d'une véritable opération, quand l'intervention peut être compliquée, peut durer plus de 10 minutes, qu'il faut agir vite et profondément, par exemple lorsqu'une dent est placée d'une manière tout à fait anormale, lorsqu'un phlegmon est en voie d'évolution et que le danger de l'anesthésie générale est insignifiant à côté du danger de septicémie que le retard dans l'intervention ferait courir au malade. Donc, nous conseillons nous-même l'anesthésie générale dans ces deux cas, que nous croyons avoir nettement définis. Dans deux autres cas, nous ne conseillons pas, mais nous tolérons l'anesthésie générale avec les anesthésiques de courte durée.

1er *cas.* — La dent est atteinte de périostite aiguë. Dans ce cas, la cocaïne injectée dans une région enflammée agit mal, la tension des tissus étant déjà trop forte l'injection est douloureuse. Nous prévenons donc le malade que nous ne pouvons lui garantir qu'il ne souffrira pas *du tout* avec l'anesthésie locale. Nous lui expliquons qu'il n'aura probablement qu'une diminution de douleur, mais non sûrement une analgésie absolue et nous lui conseillons de se contenter de cette atténuation de douleur dans son intérêt. Nous croyons, en agissant ainsi, être dans la vérité. Et que de fois n'avons-nous pas vu, dans les cas de périostite aiguë, une injection de cocaïne donner une analgésie presque absolue *pendant* l'opération, en ayant soin, naturellement, d'employer aussi la réfrigération et de commencer l'injection dans le tissu sain pour n'arriver que graduellement dans la partie enflammée, surtout si l'on ajoute un peu d'adrénaline à la solution dans ce cas.

Naturellement, après l'opération, le malade souffre,

mais ne souffre-t-il pas aussi avec un anesthésique
général de courte durée ? Qui n'a eu des malades se
promenant dans le cabinet d'opération, après ces extractions de dents atteintes de périostite, en souffrant atro-
cement pendant un quart d'heure et plus ? Faudrait-il
donc conseiller le chloroforme ou l'éther dans ce cas ?

Toutefois, si le malade refuse absolument de se rendre
à notre conseil, ce qui est rare, et demande à être
endormi tout à fait, dans ce cas où il s'agit d'une dent
atteinte de périostite aiguë, nous ne pensons pas pouvoir lui refuser de le soulager et nous lui expliquons la
question de la façon suivante : « J'ai à votre disposi-
« tion deux procédés : l'un, anesthésique rapide, le
« moins dangereux, va vous endormir tout à fait pen-
« dant une ou deux minutes, ce qui, je pense, me per-
« mettra d'extraire votre dent ; donc vous n'aurez pas
« senti l'opération. Mais, naturellement, en vous
« réveillant, vous aurez la douleur très vive qui suit la
« contusion de tissus enflammés, et cette douleur est
« parfois plus vive que celle de l'opération. Toutefois,
« si vous tenez absolument à être endormi tout à fait,
« c'est ce procédé que je vous conseille. L'autre con-
« sisterait à vous endormir chez vous, complètement,
« dans votre lit, pendant le temps dont j'aurai besoin,
« peut-être cinq minutes, peut-être plus ; je ne vous le
« conseille pas, parce que c'est une bien grosse com-
« plication et c'est plus dangereux que dans le premier
« cas. »

2ᵉ cas. — La dent est atteinte d'abcès. Nous suivons
la même conduite, c'est-à-dire que nous ne conseillons
pas, mais nous tolérons l'anesthésie générale, si le
malade le veut absolument. Bien souvent, nous avons
un excellent résultat lorsque le malade se rend à notre

avis et accepte l'anesthésie locale, si nous avons soin d'employer largement la réfrigération du côté de l'abcès. Souvent aussi, dans notre clientèle privée, si l'abcès est mûr, nous l'ouvrons, ce qui est insignifiant comme douleur et peut même être rendu indolore avec la réfrigération, et nous enlevons la dent ou la racine causale à l'anesthésie locale, à froid, quelques jours après.

Dans ces cas, nous tolérons l'anesthésie générale. Donc, en dehors des cas bien précis dont nous avons parlé, si le malade réclame l'anesthésie générale, que devons-nous faire ? A notre avis, il n'y a pas d'hésitation. Si, en votre conscience de praticien, vous pensez que l'opération doit être faite sans anesthésie générale, vous vous refusez à la pratiquer et vous demandez au malade de vous mettre en rapport avec son médecin, à qui vous faites part de votre opinion. En agissant ainsi, vous dégagez absolument votre responsabilité et vous laissez au médecin, qui connaît l'organisme de votre malade, ses lésions, ses maladies antérieures, son tempérament, le soin de juger s'il croit devoir recourir à l'anesthésie générale.

Résumons rapidement, non pas les dangers, puisqu'ils n'existent pas, mais les inconvénients de l'anesthésie locale :

1° Risque de malaise : tout au plus légers vertiges, dans des proportions insignifiantes et chez des sujets prédisposés ; en tout cas jamais de désordres graves.

2° Dans deux cas opératoires en chirurgie dentaire, extraction de dent de sagesse avec trismus ou opération compliquée, telle que nous l'avons définie, l'anesthésie locale est contre-indiquée.

3° Dans deux autres cas, périostite aiguë ou abcès,

l'anesthésie locale ne donne le plus souvent qu'une atténuation de douleur.

Pour nous, ces inconvénients sont les seuls. On a parlé des cas de fistule gingivale ; il s'agit de savoir faire l'injection, et, si on la fait mal, on en est quitte pour recommencer ; ce qui n'est pas entré n'agit pas au point de vue toxique.

On a parlé du siège de la dent et en particulier des dents de sagesse ; si c'est en haut, on n'a qu'à faire entr'ouvrir la bouche au malade pour faire facilement l'injection à la face externe, tandis que, s'il ouvre la bouche grande, la joue vient se plaquer contre le bord alvéolaire et l'opérateur ne voit rien. Si c'est en bas, on fera un peu plus attention pour pratiquer ses injections qui sont un peu plus difficiles, mais non impossibles si la dent est à sa place.

On a parlé aussi du grand nombre de dents à extraire : nous avons donné plus haut notre avis à ce sujet.

DISCUSSION DES AVANTAGES DE L'ANESTHÉSIE LOCALE

Nous avons presque terminé ; il n'y a plus qu'à énumérer les avantages de l'anesthésie locale.

Les expériences physiologiques et les statistiques nous montrent qu'elle est sans danger, quand on emploie une dose limitée d'une solution étendue. Elle n'a pas de conséquences éloignées ; elle ne risque pas de créer au chirurgien une responsabilité légale ; le chirurgien fait lui-même l'anesthésie et l'opération ; elle ne nécessite pas un examen médical complet du malade ; elle ne trouble pas son existence par des préparatifs ou des suites désagréables. Le chirurgien ne risque pas d'envoyer une racine dans le pharynx ; il n'a besoin ni de témoins, ni d'aides pour tenir le malade pendant la période d'excitation. L'anesthésie dure assez longtemps pour que le malade ne souffre pas après l'opération ; il n'y a pas à préparer tout un matériel compliqué, qui doit être toujours prêt, même s'il ne doit servir qu'une fois sur 10,000.

Du reste, cette apologie n'a pas à être faite ; nous ne développerons aucune de ces considérations; cette apologie résulte des inconvénients des anesthésiques généraux, elle ressort de tous les travaux présentés par le Pr Reclus, par nous-même, par une série d'auteurs qui vous en ont déjà parlé ici même ; elle ressort enfin de l'emploi judicieux que vous en faites vous-mêmes pour la plupart.

Un seul point parmi ces avantages mérite à notre avis de nous arrêter : l'opération elle-même. L'anesthésie locale, et ce n'est pas son moindre mérite, a transformé la technique de l'extraction des dents, de même que l'anesthésie générale a révolutionné la chirurgie. Rappelez-vous le temps où le chirurgien devait être avant tout un homme rapide et adroit et où l'amphithéâtre applaudissait quand le chef faisait brillamment une désarticulation de la hanche en deux ou trois minutes. Aujourd'hui, avec l'anesthésie générale, ces prouesses chirurgicales ne sont plus de saison, et un homme d'une adresse normale, mais instruit, méthodique, consciencieux, pourra toujours faire un bon chirurgien. Il ne s'agit plus d'être brillant. A quoi bon ? On a le temps. Ce qu'il faut, c'est être sûr de faire une opération complète, d'assurer l'asepsie, l'hémostase, sans quoi la brillante opération aura des suites terribles.

L'anesthésie locale a, de même, transformé particulièrement l'extraction des dents. Nous nous souvenons encore, au début de nos études dentaires, de quelques opérateurs brillants qui, armés d'un élévateur, piochaient rapidement dans un alvéole. L'opérateur le plus rapide était le meilleur.

Aujourd'hui il n'en est plus de même. L'anesthésie locale permet d'aller doucement, posément, et l'opération brutale d'autrefois est devenue une opération lente, rationnelle, propre, élégante, non précipitée. L'opérateur peut dépenser juste la force nécessaire à l'extraction, ce qui est l'idéal, car le patient n'a plus de ces secousses, de ces à-coups brutaux que nécessitait la précipitation. L'élévateur, qui est un instrument merveilleux, quand il est bien manié, n'est plus employé que si l'on ne peut se servir du davier, qui est moins brutal. Si la racine se brise, l'opérateur lave, tamponne, il attend, il dispose son malade commodément sur le fauteuil pour bien s'éclairer et être à l'aise. Il n'opère presque qu'à coup sûr, quand après avoir épongé le sang qui cache le champ opératoire, il voit sur l'os blanc la racine qui se détache en couleur grisâtre, avec la section noire du canal au milieu.

Est-il possible de comparer ce *modus operandi* avec celui qu'on emploie forcément avec l'anesthésie générale, soit de longue durée, comme le chloroforme ou l'éther, soit de courte durée ?

CONCLUSIONS

Nous espérons avoir montré qu'en chirurgie dentaire l'anesthésie locale doit être la règle et que l'anesthésie générale ne sera employée qu'occasionnellement. Heureux si nous avons pu entraîner la conviction de quelques-uns. En tout cas, nous ne croyons pas avoir émis une seule opinion qui ne soit pas la nôtre et nous croyons qu'il y a avantage à accepter notre manière de voir, dans l'intérêt du malade, dans l'intérêt du chirurgien, dans l'intérêt de nos opérations et, par conséquent, pour la bonne réputation des dentistes français.

CHAPITRE II

Procédés d'Anesthésie locale autres que la Cocaïne et la Réfrigération.

De tout temps, on a compris l'utilité de l'anesthésie locale et cherché à atténuer la douleur si vive qu'entraînent les opérations dentaires. Sans parler des applications merveilleuses que les anciens pratiquaient au moment d'une opération mais dont l'efficacité nous paraît aussi incertaine que leur nature, il faut arriver aux temps modernes pour voir s'ébaucher une méthode qui se perfectionnera dans la suite et grandira en valeur. C'est ainsi que Larrey avait remarqué les effets analgésiques de la réfrigération et que plus tard James Arnott l'utilisait en se servant du vulgaire mélange réfrigérant, sel et glace placé dans un petit sachet de toile. L'incommodité du procédé, qui fut même l'objet de tentatives de perfectionnement de la part de Rottenstein, George, etc., le fit tomber dans l'oubli.

A une époque plus rapprochée de nous, on a cherché des topiques capables, sinon de supprimer, au moins d'atténuer la douleur. La teinture de Cannabis indica est du nombre de ces substances à action analgésique très superficielle et peu intense ; on s'en servait en badigeonnages sur les gencives, ainsi que de mélanges plus ou moins compliqués de diverses substances douées d'un léger pouvoir anesthésique. Le plus efficace, sans doute de ces mélanges était celui qu'a préconisé Dubrac, et qui était constitué par une solution de chloral anhydre dans du chloroforme additionné d'essence de menthe et d'extrait de capicum. Brown-Séquard avait déjà signalé auparavant les effets analgésiques produits sur la peau par un mélange de chloroforme et de chloral anhydre. Il s'agit là d'une action assez complexe, sans doute intéressante au point de vue physiologique, mais qui n'a pu recevoir d'application pratique. L'acide carbonique est par lui-même un agent anesthésiant, mais parfaitement impossible à appliquer, au moins en art dentaire.

Il faut arriver jusqu'à nos jours pour découvrir et appliquer les propriétés analgésiques remarquables d'une substance cependant connue bien antérieurement : la cocaïne. On peut même dire ici que la découverte de cette propriété si précieuse fit faire des recherches sur les propriétés analgésiques dont pouvaient être doués un certain nombre de médicaments nouveaux. On accorda ainsi des propriétés anesthésiques locales au chlorhydrate d'ammoniaque, au bromure et au sulfate d'ammoniaque, au bromure de sodium, au sexquichlorure de fer, à l'acétate de plomb, à l'hydroquinone, la résorcine, l'antipyrine, l'eucalyptol, l'acide phénique fort, etc. Si quelques-unes de ces substances sont réellement douées d'une certaine propriété analgésique, la plupart n'agissent qu'en détruisant les terminaisons nerveuses et les parties nerveuses voisines. Comme le fait remarquer le professeur Dastre, ces substances produisent une anesthésie douloureuse, c'est-à-dire qu'elles commencent par provoquer de la douleur et qu'elles finissent par laisser l'hyperémie ; ce sont de véritables caustiques.

Bien différente est l'action de la cocaïne qui ne provoque ni douleur ni hypérémie et qui doit être considérée comme douée de propriétés anesthésiques locales pures.

Cependant, quelques travaux sortis des laboratoires de Laborde, Catillon, Arnaud, etc., montrent que la cocaïne n'est pas la seule substance anesthésique. La gelsémine cristallisée, la strophantine partagent avec elle cette propriété, peut-être à un degré beaucoup plus énergique qu'elle, mais leur énergique toxicité en interdit l'emploi. Il est intéressant de constater que, pour produire l'anesthésie de la cornée avec le chlorhydrate de cocaïne sur le lapin, il faut 5 à 6 gouttes de la solution au centième, tandis qu'il suffit de quatre gouttes de la solution au millième de strophantine ou d'ouabaïne pour produire cette anesthésie qui dure alors plus d'une heure. L'instillation ne cause pas d'hypérémie ou d'inflammation appréciable ; parfois, dans quelques cas, une légère irritation douloureuse. L'insensibilisation s'accompagne d'une constriction pupillaire qui commence après une demi-heure et disparaît à la fin de l'anesthésie. Parmi les substances chimiques douées d'une propriété anesthésique locale qui ont été employées mais qui sont bien près d'être oubliées au point de vue spécial qui nous occupe, nous citerons l'orthoforme, qui est l'éther méthylique de l'acide amidoxybenzoïque. C'est une poudre cristalline blanche, inodore, peu soluble dans l'eau qui n'en dissout que la quantité strictement nécessaire pour faire une solution dont on fait usage.

Appliqué sur les muqueuses, en poudre ou en pommade, l'orthoforme y provoque, au bout de quelques minutes, une anesthésie lentement progressive. On peut s'en convaincre en étalant ce médicament d'une manière uniforme sur la langue. Cependant, la solution ne convient pas pour les injections sous-cutanées dont l'effet analgésique n'est pas comparable à celui de la cocaïne.

Il n'est pas jusqu'à l'électricité que les dentistes n'aient mise à contribution pour obtenir l'anesthésie locale. Les premiers essais datent de loin et, malgré l'oubli dans lequel ils sont tombés, ils ont été repris de nos jours avec les nouvelles données fournies par les progrès réalisés en électricité. En 1856 d'abord, un dentiste de Philadelphie, J.-B. Francis, eut l'idée d'appliquer le courant faradique pour obtenir l'anesthésie dans l'extraction des dents. Le pôle négatif était fixé au davier tandis que le patient tenait dans la main le pôle positif. Le courant employé était de faible intensité. Mais les résultats obtenus étaient des plus variables, tantôt la douleur était atténuée, tantôt aussi le courant faradique l'aggravait, de sorte que ce procédé d'anesthésie n'est jamais entré dans la pratique.

Plus récemment, MM. L. R. Régnier et Henri Didsbury ont cherché à réaliser l'analgésie dentaire par l'électricité à l'exclusion de tous les médicaments et de toute injection hypomuqueuse.

« On savait déjà, disent-ils, par les expériences du professeur d'Arsonval, que les courants de haute fréquence et de haute intensité peuvent supprimer la sensibilité des régions sur lesquelles on les applique, et des tentatives de Oudin, antérieures aux nôtres, avaient démontré la possibilité d'appliquer cette propriété à la chirurgie dentaire. Les expériences de ces auteurs cependant n'avaient pas été assez concluantes pour que le procédé entrât dans la pratique, ce qui tenait probablement, comme nous avons avons pu nous en assurer nous-même, à la technique défectueuse. Il faut, en effet, pour produire l'anesthésie dentaire, un appareil puissant et un contact intime de l'électrode avec la dent. Notre appareil est actionné par une bobine donnant 30 centimètres d'étincelle ; l'interrupteur, qu'il faut très rapide, est celui de Contremoulin. Le contact sur la dent est assuré par un moulage en stuc rendu conducteur à l'intérieur par un enduit métallique.

« Notre statistique donne les résultats suivants: Dans 18 extractions de dents monoradiculaires, 16 fois l'analgésie a été complète, 2 fois il y a eu seulement diminution de la sensation. Dans 30 cas d'extractions de dents polyradiculaires nous comptons 12 analgésies complètes, 17 analgésies relatives 6 résultats nuls. Mais ces derniers résultats, faute de technique ou de mauvais fonctionnement de l'appareil, ont été observés surtout au début de nos expériences.

« Aujourd'hui, en effet, nous savons que les dents monoradiculaires sont enlevées avec analgésie parfaite après une électrisation de 3 à 5 minutes à 100 ou 200 M.-A. ; que les dents polyradiculaires demandent une application plus longue, 6 à 8 minutes et une intensité plus forte, 250 à 300 M.-A. ; que les dents atteintes de périostite aiguë ou chronique sont plus rebelles à l'action de l'électricité. Pour constater la diminution de la sensibilité, nous avons employé divers moyens de contrôle :

1°.— Les questions au patient ; c'est le moins bon, car il est souvent difficile d'obtenir des réponses exactes. En effet, le courant ne fait qu'analgésier, il n'endort pas tout l'être. Le patient a la sensation de contact et a l'impression qu'on le touche, qu'on ébranle la dent, qu'on lui enlève, mais aucune de ces sensations n'est douloureuse. C'est ce qu'il est souvent difficile de faire distinguer à l'opéré.

2° — Les mouvements du corps du patient ; dans toute extraction, le patient a tendance à s'arc-bouter, à se tenir aux barreaux de la chaise, son corps se cambre, tous ses muscles se mettent en état de défense.

3° — Nous avions donc soin de leur faire placer leurs mains sur leurs genoux et d'observer s'il y avait un mouvement quelconque. Toutes les fois que l'analgésie est complète, il ne s'en produit aucun.

4° — Les cris de l'opéré : c'est un mauvais moyen de renseignement ; beaucoup en effet crient par nervosisme, par crainte, alors qu'ils déclarent n'avoir rien ressenti...

5° — Le témoignage des assistants. Un grand nombre de nos expériences ont été faites en présence du Professeur d'Arsonval, Quénu, Bergomié, des Drs Touchard, Coupart et Guéneau, de Levallois, qui ont tous constaté la réalité de l'analgésie.

« Nous pouvons donc dire aujourd'hui que nous avons, avec les courants de haute fréquence, un procédé d'analgésie qui évite l'emploi des médicaments toxiques, procédé qui n'occasionne au patient aucune sensation ni pendant son application, ni après, et qui, dans la plupart des cas, supprime la douleur et, dans d'autres, la diminue toujours. »

Nous avons tenu à citer la communication très intéressante de ces auteurs parce qu'elle donne un aperçu exact du procédé et de ses résultats, mais on verra aussi que ce procédé n'est pas à la portée de tout praticien, qu'il exige un appareil compliqué et coûteux, qu'il est enfin d'une complication bien supérieure à la simple et inoffensive injection de cocaïne, quand elle est faite dans les règles voulues.

On a proposé, pour produire l'anesthésie locale, d'utiliser un phénomène connu sous le nom de cataphorèse, ou électrophorèse, qui consiste à faire pénétrer des substances médicamenteuses dans l'organisme sous l'influence du courant galvanique. La cataphorèse est le transport des liquides ou des solides du pôle positif au pôle négatif. Le phénomène a été découvert par Davy et analysé par Faraday qui dit que tous les corps composés donnent, sous l'influence du courant, des produits de décomposition appelés « ions ». Les ions qui apparaissent au pôle positif sont des anions, ceux du pôle négatif sont des cathions. Les anions cheminent du pôle négatif au pôle positif. La cocaïne dont on cherche le transport dans les tissus par la cataphorèse, comme tous les alcoloïdes et les métaux, est un cathion et doit être placée au pôle positif pour être entraînée dans les tissus. Lorsqu'il s'agit de faire ainsi pénétrer les médicaments à travers la peau à l'aide du courant, la peau oppose une certaine résistance et retient les substances pendant un certain temps. Celles-ci apparaissent dans les urines bien plus tardivement que lorsqu'on injecte le médicament sous la peau ou même lorsqu'on l'ingère dans l'estomac. « Mais, dit M. Pont (1), qui a fait une étude particulière de la cataphorèse en art dentaire, si la cataphorèse ne peut être d'une grande utilité au point de vue de l'absorption cutanée, il n'en est plus de même pour les tissus dentaires. Il n'y a pas ici de membrane dialysante ; la dentine, au contraire est sillonnée de canalicules et nous pouvons retirer de grands bénéfices de cette propriété du courant.» Mais il

1. Le Dr Pont, Directeur de l'École dentaire de Lyon, a fait sa thèse sur ce sujet très intéressant.

s'agit ici d'une application spéciale de la cataphorèse que nous retrouverons plus tard.

Pour le moment, nous devons nous demander si la cataphorèse est un moyen convenable d'anesthésie locale avant l'extraction. « Jusqu'à nouvel ordre, dit encore M. Pont, nous croyons qu'avec l'électrophorèse cocaïnique on obtient toujours une anesthésie insuffisante et incomplète, et, sur ce point particulier, l'électrophorèse doit céder le pas aux méthodes anciennes. En effet, les médicaments, et en particulier les alcaloïdes, sont transportés à une très petite profondeur par le courant galvanique ; on s'en rend parfaitement compte en faisant des piqûres plus ou moins profondes dans la gencive. D'autre part, l'électrode qui est appliquée sur la gencive est facilement mouillée par la salive qui entraîne le médicament. Une autre raison qui fait que sur la gencive la cataphorèse cocaïnique ne donne que des résultats illusoires, est que la gencive en tant que tissu dur est un mauvais conducteur. Si l'on arrive à obtenir un certain degré d'anesthésie, surtout chez les sujets suggestionnables ou nerveux, jamais on ne supprime la douleur comme avec une injection de cocaïne. Voici, pour ceux qui voudraient l'expérimenter, la technique décrite par M. Pont : « L'électrode dont nous nous sommes servi en dernier lieu, dit-il, et qui nous a paru la plus pratique et la plus simple, peut être fabriquée de la façon suivante :

On prend une cupule à polir de Wood et on la fixe à l'extrémité d'un mandrin ; on détrempe celui-ci et on le lime à son autre bout de manière à pouvoir le faire pénétrer dans le manche de l'électrode positive ordinaire. On place dans le fond de la cupule en caoutchouc un tampon d'ouate imbibée d'une solution de cocaïne à 30, 40 ou 50 0/0. Ce tampon est en contact avec l'extrémité du mandrin qui sert à fixer la cupule et qui, par conséquent, joue le rôle de pôle positif. Quant à la cupule, elle sert de membrane isolante et protectrice ; s'adaptant exactement à la gencive, elle empêche aussi bien que possible l'arrivée de la salive au niveau du point où l'on veut faire agir le courant. »

Le tampon a dû être renouvelé une ou deux fois pendant chaque séance et l'auteur a fait sur chaque patient deux applications, l'une labiale, l'autre palatine. Le courant employé a varié de deux dixièmes de M.-A. à 1, 5 M.-A. L'application a duré de dix à dix-huit minutes. On voit que les résultats sont fort incomplets et peu encourageants. L'examen des diverses méthodes autres que l'injection de cocaïne justifie pleinement la conclusion par laquelle nous terminons ce chapitre, à savoir que, pour la chirurgie dentaire, l'emploi de la cocaïne ou de ses dérivés et composés nous paraît donner les résultats pratiques supérieurs à tous les autres procédés d'anesthésie locale que nous connaissons actuellement.

CHAPITRE III

La Cocaïne. — Propriétés physiologiques. — Anesthésie locale. — Toxicité. — Dérivés à Tropacocaïne. — Eucaïne. — Phénate. — Citrate.

Nous ne nous étendrons pas longtemps sur l'histoire de la cocaïne qui a été faite bien des fois et qui d'ailleurs est suffisamment connue. Nous résumerons seulement quelques traits de son histoire qui peuvent nous être utiles dans la pratique.

La coca (érythroxylum coca) fournit des feuilles dont on extrait trois produits différents : une cocaïne cristallisée qui est celle que l'on emploie à l'état de solution sous forme de chlorhydrate soluble dans les applications chirurgicales ; une cocaïne amorphe, inactive, et une cocaïne liquide, toxique, mais non anesthésique ; ces deux dernières n'ont pas d'applications pratiques. La cocaïne cristallisée est retirée des feuilles de coca fraîches ; on la sépare de ses combinaisons organiques par un alcali, puis on cherche à la séparer par un dissolvant, éther, essence de pétrole, etc. Mais aujourd'hui on prépare la cocaïne par un procédé de synthèse partielle. L'ecgonine retirée des cocaïnes amorphes sert de base à la préparation de la cocaïne cristallisée qui seule est active. Ces procédés industriels permettent d'obtenir pour une même quantité de feuilles une plus grande quantité de cocaïne dont le prix baisse d'autant.

La cocaïne pure cristallisée en prismes à quatre ou six pans du type clinorhombique ; elle est incolore, inodore, très peu soluble dans l'eau froide, plus soluble dans l'alcool, l'éther et le chloroforme ; sa saveur est légèrement amère et sa réaction alcaline. Elle est soluble dans 20 fois son poids d'eau acidulée d'acide chlorhydrique au dixième ; elle forme des sels en se combinant aux acides ; le plus employé est le chlorhydrate de cocaïne, et quand, dans le langage courant, on dit simplement cocaïne, cela veut dire chlorhydrate de cocaïne. Ce sel est soluble dans son poids d'eau mais moins soluble dans l'alcool et à peu près insoluble dans l'éther, le pétrole et les huiles fixes et volatiles.

Les propriétés analgésiques ou anesthésiques de la cocaïne ou de préparation de coca étaient connues depuis longtemps de certains spécialistes et des physiologistes mais leur notion ne se diffusa dans le public médical que lorsqu'en 1844 Karl Kœller, au Congrès de Heidelberg, montrent que les instillations de cocaïne sur la muqueuse oculaire analgésiaient la cornée et la conjonctive au point de pouvoir y porter le bistouri sans provoquer de douleur. Dès lors, l'expérience fut répétée partout et devint le point de départ d'innombrables applications. Dès 1857 cependant, un américain, Samuel Percy, montrait que le chlorhydrate d'érythroxyline possédait la propriété de supprimer la sensibilité de la langue. Niemann, élève de Wœhler, découvre aussi en 1859 cette propriété analgésique du principe actif de la coca. En médecine, Ch. Fauvel et Coupard utilisaient cette propriété des préparations de coca dans les affections douloureuses du pharynx et du larynx.

La cocaïne est le meilleur de tous les anesthésiques locaux ; son emploi nous assure, dans la plupart des opérations de la chirurgie dentaire, une insensibilité absolue. Elle a sur tous les anesthésiques généraux l'énorme avantage d'être sans danger, si on l'emploie à doses thérapeutiques et avec certaines précautions et de permettre à l'opérateur de compter sur une durée d'analgésie beaucoup plus longue que le protoxyde d'azote et les mélanges d'éthyle. Il nous semble donc utile de passer ici en revue les propriétés physiologiques de cet admirable médicament qui ne cesse de rendre tous les jours des services à la chirurgie spéciale.

Aussitôt que la connaissance des propriétés anesthésiques de la cocaïne fut répandue, les physiologistes se mirent à l'œuvre pour caractériser les actions de la cocaïne. Les travaux de Laborde, de Laffont, de François-Franck, de Richet, et surtout l'étude spéciale du professeur Dastre ont éclairé la physiologie de la cocaïne d'une vive lumière ; on peut y joindre les travaux de Regnaud, Dubois et ceux de Mosso en Italie.

Pratiquement, la cocaïne est un anesthésique local ; au point de vue physiologique, elle est à la fois un anesthésique général et local. On a beaucoup discuté la propriété d'anesthésique général attribuée à la cocaïne et, à côté des nombreuses expériences instituées pour le démontrer, il semble que la dernière application, la « rachicocaïnisation » soit venue apporter un nouvel argument en faveur de cette opinion. La plupart des physiologistes reconnaissent à la cocaïne la propriété de produire l'anesthésie locale mais lui refusent l'action anesthésique générale.

Si l'on ne considérait que son action massive sur les animaux, on ne pourrait ranger la cocaïne parmi les anesthésiques généraux ; en effet, on peut bien arriver à produire cette anesthésie générale mais seulement comme conséquence d'une intoxication grave et comme phénomène ultime précédant la mort. Mais il n'en est pas ainsi et les études plus récentes de Mosso, Albertoni, ont fait reconnaître à la cocaïne les caractères d'un anesthésique général, en raison de son action universelle sur les cellules, action qui ne persiste pas. Cl. Bernard, dans son étude sur l'anesthésie, avait précisément donné comme caractère de l'agent anesthésique d'agir sur toutes les formes du protoplasme, animal ou végétal, arrêtant toutes les activités physiologiques, conscientes ou non ; sous son influence, la levure de bière cesse de proliférer et la fermentation alcoolique s'arrête, la germination des graines est suspendue, les cils vibratiles cessent leurs mouvements. Charpentier (de Nancy) assure que cette propriété anesthésique générale est réelle pour la cocaïne en ce qui concerne la germination et la fermentation. Il ne s'agit pas ici d'une action toxique qui est définitive, mais d'une action temporaire qu'on peut produire avec de faibles doses. La cocaïne à faible dose suspend ainsi la vie d'une façon temporaire dans les êtres organisés. Chez l'animal, elle suspend toutes les activités physiologiques après les avoir excitées, mais, le médicament éliminé, la fonction retourne à l'état normal. Ces propriétés anesthésiques sur le protoplasma ont été niées par P. Regnard et R. Dubois ou, du moins, ils ne les admettent qu'à des doses pour lesquelles la cocaïne agit comme toxique. Quoi qu'il en soit, cette propriété anesthésique générale de la cocaïne ne peut avoir son application dans la pratique, elle intéresse surtout le physiologiste, le médecin utilisant seulement son action anesthésique locale.

Disons encore quelques mots des effets généraux de la cocaïne. Injectée aux animaux à dose physiologique, la cocaïne détermine chez eux une agitation extrême. L'animal exécute des mouvements incessants désordonnés, et, si la dose est toxique, on produit des accès convulsifs, des spasmes tétaniques, comme dans l'intoxication par la strychnine. Tous ces effets sont dus à l'hyperexcitabilité musculaire réflexe.

Cette agitation musculaire est suivie d'une analgésie exclusivement périphérique. Ainsi, d'une part, excitation et excitabilité musculaires extrêmes, exaltation de la motilité ; de l'autre, suppression de la sensibilité périphérique et sensorielle. L'animal, par suite de cette suppression de la sensibilité, a perdu tout contact avec le monde extérieur, alors que la sensibilité profonde est conservée. En effet, le pincement et les irritations que l'on fait porter sur les troncs nerveux provoquent des douleurs vives et des mouvements réflexes intenses. Cette analgésie périphérique ne commence à se manifester qu'après l'apparition de l'agitation et l'exagération de l'excitabilité motrice. C'est ce qui résulte des expériences d'Arloing qui a constaté la persistance de la sensibilité cornéenne (réflexe oculo-palpébral) alors que l'animal avait déjà son système nervo-musculaire en état d'hyperexcitabilité. L'analgésie périphérique à la suite de l'injection profonde de cocaïne ou comme résultat de l'action générale de cette substance est un phénomène d'intoxication profonde. Ceci explique pourquoi il est inutile et dangereux même de faire l'injection de cocaïne dans le tissu conjonctif sous-cutané. On ne produit que de maigres résultats au point de vue de l'anesthésie locale et on risque d'avoir de graves accidents d'intoxication.

Une des propriétés les plus remarquables de la cocaïne consiste dans son action vasoconstrictive. Chez l'animal, les muqueuses se décolorent, les extrémités et les oreilles se refroidissent. La pâleur des sujets, surtout nerveux, auxquels on vient de faire une injection de cocaïne, est bien connue. Cette vaso-constriction n'est pas, comme on pourrait le croire, une cause de l'anesthésie périphérique. Arloing, en effet, a montré que l'anesthésie de la cornée persistait alors même qu'on avait sectionné le sympathique cervical, ce qui produit au contraire une vaso-dilatation.

Une conséquence directe de la vaso-constriction, par contre, est l'élévation de la pression sanguine, précédée d'un léger abaissement de cette pression. Mais ce dernier phénomène est très fugace et celui qui persiste et mérite d'être retenu est l'élévation de la pression. En même temps les battements du cœur sont accélérés et le myocarde s'arrête en systole si l'on pousse l'intoxication jusqu'à la mort. Les fonctions du pneumo-gastrique sont augmentées mais les réflexes vasculaires qui ont leur point de départ à la périphérie sont abolis par suite de l'anesthésie du tégument. Le sang artériel contient une plus forte proportion d'oxygène, c'est l'inverse pour le sang veineux. La cocaïne agit encore sur les filets sympathiques qui innervent les fibres lisses de certains viscères, notamment de l'estomac et de l'intestin dont les mouvements péristaltiques sont accrus. On explique ainsi les vomissements et les borborygmes qui peuvent survenir sous l'influence de la cocaïne.

La cocaïne agit sur les centres thermiques en élevant la température jusqu'à 39 et 40 degrés; peut-être l'agitation musculaire n'est-elle pas étrangère à cette élévation de température. Pour Ch. Richet, c'est une substance qui donne la fièvre.

Du côté de l'œil, la cocaïne détermine la dilatation de l'iris (mydriase) en même temps que la protrusion du globe de l'œil par suite de la contraction des fibres lisses de la capsule de l'œil.

Du côté de la sensibilité gustative, on observe que celle-ci, ainsi que la sensibilité tactile, ne disparaît qu'après la disparition de la sensibilité à la douleur ce qui démontre que la cocaïne est surtout un analgésique. La cocaïne n'abolit pas la sensibilité thermique. On note aussi du ptyalisme, l'hypersécrétion des glandes sous-maxillaires.

A doses faibles, la cocaïne excite les contractions musculaires et exalte les réflexes rotuliens, tandis qu'à dose élevée elle diminue ou abolit les unes et les autres.

Mais le phénomène le plus intéressant pour nous est l'anesthésie locale, c'est celui que nous utilisons et il importe de l'étudier avec quelque attention.

Si l'on badigeonne une muqueuse avec une solution de cocaïne, l'alcaloïde atteint tous les éléments de la muqueuse dans une certaine profondeur, parce que la couche épithéliale qui la recouvre la protège insuffisamment contre l'absorption. La cocaïne manifeste alors son action spécialement sur les extrémités nerveuses qui se terminent dans les papilles en les paralysant. A cet endroit, la sensibilité se trouve supprimée et les impressions périphériques ne sont plus transmises.

Si sur la peau le simple badigeonnage ne produit plus l'abolition de la sensibilité, c'est que l'épiderme constitue un vernis protecteur qui empêche toute absorption. Il faut, pour que l'effet anesthésique se fasse sentir, faire pénétrer dans le derme la solution de cocaïne après effraction de l'épiderme au moyen de l'injection avec la seringue de Pravaz. La cocaïne se diffusant dans une certaine étendue du derme produira une aire anesthésique. Ainsi que nous l'avons dit, cette perte de la sensibilité est indépendante de la vaso-constriction produite par la cocaïne. Dans les faits que nous venons de citer, c'est bien sur les terminaisons nerveuses et sur les fibres nerveuses dissociées que la cocaïne agit en exerçant une modification passagère qui disparaîtra quand la cocaïne se sera diffusée dans la circulation. Cette action a été expliquée de deux manières. Deux physiologistes, Laffont et Arloing, frappés de cette action si nette sur les extrémités nerveuses, ont vu ici une analogie avec le mode d'action du curare qui paralyse les extrémités nerveuses des nerfs moteurs, les plaques motrices. Pour eux, la cocaïne serait un curare sensitif, agissant par un mode électif sur les terminaisons nerveuses sensitives. Les troncs, au contraire, seraient respectés et même dans un état d'hyperesthésie qui contribuerait à l'agitation musculaire et aux mouvements impulsifs auxquels se livre l'animal intoxiqué par la cocaïne. Ainsi, d'une part, isolement du monde extérieur par suite de l'anesthésie de toute la surface cutanée ; de l'autre, conservation ou même exagération de la sensibilité intérieure.

Laffont soutient cette théorie du curare sensitif par l'expérience suivante : L'excitation des téguments de l'animal cocaïnisé ne provoque aucun réflexe, tandis que l'excitation des troncs nerveux chez le même animal provoque des douleurs et des réflexes exagérés. On peut répondre à cette théorie que la cocaïne dans ces expériences a porté son action à la périphérie parce que les injections ont été faites à la surface, mais l'expérience montre aussi que l'on peut atteindre le tronc nerveux lui-même. La physiologie montre, en effet, que la cocaïne agit sur les protoplasmas en général, et sur les protoplasmas nerveux en particulier. C'est tout le système nerveux qui est intéressé lorsqu'on fait pénétrer la cocaïne dans la circulation. A la périphérie, lorsqu'on l'injecte dans le derme ou qu'on insensibilise une muqueuse, la cocaïne porte son action sur tous les protoplasmas cellulaires, nerveux ou autres, plaques motrices et papilles sensitives, mais cette action ne se traduit que par la perte de la sensibilité.

Voici comment Mosso a combattu la théorie du curare sensitif. Il sectionne la moelle d'une grenouille au niveau de la quatrième vertèbre et, comme la moelle est alimentée dans toute son étendue par des vaisseaux partant du bulbe, les vaisseaux sont coupés et il s'ensuit que le sang n'arrive plus dans le segment inférieur de la moelle. Il injecte alors dans l'abdomen trois à quatre milligrammes de cocaïne ; on constate alors que le train antérieur de l'animal ne réagit plus et a perdu toute sensibilité, tandis que le train postérieur qui reçoit l'innervation du segment de la moelle que la cocaïne n'a pu atteindre a conservé sa sensibilité et répond aux excitations.

On peut injecter la cocaïne dans le tronc nerveux même ; on constate alors que tout le territoire sous-jacent innervé par ce nerf a perdu la sensibilité, comme si on avait sectionné le nerf au niveau de l'injection. On peut alors déchirer les tissus innervés par les branches de ce nerf, comme l'a fait François Franck, sans que l'animal éprouve la moindre souffrance. Évidemment, ce ne sont pas les extrémités nerveuses sensibles du nerf qui sont paralysées mais les fibres nerveuses elles-mêmes au point de l'injection qui a atteint les tubes nerveux et le protoplasma des cylindre-axes. La sensibilité est abolie parce que les impressions sensitives ne peuvent plus être transmises à travers un conducteur qui est lésé par un agent toxique.

C'est cette expérience qui a conduit Feinberg, Oberst, Pernice, Manz et Reclus à créer l'anesthésie régionale. Il suffisait de faire l'injection dans le tronc du nerf à un point voisin de son origine pour obtenir l'anesthésie de tout le territoire sous-jacent innervé par les branches de ce nerf. Mais de grosses difficultés s'élèvent contre cette manière de faire ; les principales résultent du fait de pénétrer en aveugle et de rencontrer au passage des artères et des veines. M. Reclus fait aussi entrevoir la possibilité d'une névrite consécutive. Cependant, dans les quelques opérations où il a fait l'injection dans le tibial postérieur, par exemple, il n'a observé aucune lésion primitive ou consécutive. Dans certaines régions bien limitées, au voisinage de certains nerfs superficiels, l'injection de cocaïne a donné de très beaux résultats.

Enfin, au point de vue physiologique au moins, il est intéressant de rappeler la méthode de Bier, par laquelle on anesthésie toute la moitié inférieure du corps en pratiquant une injection de cocaïne dans le canal médullaire. La méthode consiste à injecter 1 cg. 1/2 à 3 centigrammes d'une solution isotonique et stérilisée de cocaïne à 1 0/0 au-dessus de l'apophyse épineuse de la quatrième vertèbre lombaire, à un centimètre à droite ou à gauche de l'apophyse. Lorsque l'aiguille est comme libre dans la cavité, il en sort quelques gouttes du liquide céphalo-rachidien, on ajuste la seringue et on pousse l'injection.

Cette injection produit l'analgésie des membres inférieurs et de la région sous-ombilicale. Au bout de cinq à dix minutes, l'analgésie est assez complète pour pratiquer les opérations que l'on pratique à l'aide de l'anesthésie générale. Les accidents sérieux auxquels donne lieu cette méthode font qu'elle ne s'est pas généralisée. Elle n'en est pas moins intéressante au point de vue physiologique, car elle démontre l'action anesthésique de la cocaïne sur les racines rachidiennes, c'est-à-dire sur les nerfs eux-mêmes.

Au total, si le physiologiste voit dans la cocaïne, suivant l'expression de Dastre, un agent très voisin des anesthésiques, c'est un anesthésique général qui offre cette particularité de ne pouvoir pas servir à l'anesthésie générale. Au point de vue clinique, la cocaïne est un anesthésique local puissant, supérieur à tous les autres anesthésiques auxquels on l'a comparée, tant au point de vue de l'intensité de son action que de son innocuité quand on se conforme aux règles de son emploi. Ceci nous amène maintenant à aborder une question pratique, celle des dangers qu'entraîne son emploi.

Il faut bien dire, suivant l'expression de Reclus, que la réputation de la cocaïne est mauvaise. Cela vient de l'emploi désordonné, sans règles, que l'on a fait de la cocaïne au début. Frappé dès l'abord de la merveilleuse propriété de la cocaïne, on en fit immédiatement des applications sans ordre, sans prendre la précaution de déterminer son pouvoir toxique et l'on fit sans réflexion et sans plus de raison que le caprice des injections de plusieurs grammes de cocaïne. *A priori* il était déjà facile de comprendre, par analogie avec ce que l'on observe pour les autres alcaloïdes, que la cocaïne devait être employée à petites doses en les élevant prudemment jusqu'à la quantité strictement utile pour obtenir l'anesthésie. Malgré de hautes doses si fréquemment employées, il est étonnant, au contraire, que des accidents graves ou mortels n'aient pas été plus fréquemment enregistrés. On fit passer la cocaïne pour un médicament à l'action capricieuse et incertaine, inoffensif parfois à haute dose ; dans d'autres cas, capable de provoquer de graves accidents avec quelques centigrammes. S'il est exact qu'il existe quelques idiosyncrasies à l'égard de la cocaïne, si certains sujets sont plus sensibles que d'autres à des doses faibles de cocaïne, ce n'est pas celle-ci qu'il faut incriminer, mais le sujet lui-même. Il n'y a rien là qui soit particulier à la cocaïne et l'idiosyncrasie s'observe avec un grand nombre de médicaments. D'ailleurs, l'observation a fait depuis longtemps justice de ces exagérations et a montré que ces écarts de doses dangereuses pour différents individus n'existent pas. Personne ne croira plus que 2 grammes peuvent ne provoquer aucun trouble et, si 4 centigrammes étaient autrefois considérés comme une dose éventuellement mortelle, nous savons aujourd'hui qu'il n'y a pas à redouter un pareil danger.

L'histoire des dangers de la cocaïne dans les premiers temps de son emploi est d'ailleurs celle de tous les médicaments actifs que l'on administre pour la première fois. On ignore sa toxicité, on ne connaît pas encore les doses maniables, ce qui est une raison pour procéder prudemment par de petites doses, lorsqu'au contraire on a injecté d'une façon inconsidérée 0 gr. 40, un ou plusieurs grammes de cocaïne. Comme le dit justement M. Reclus, « on ne saurait s'emparer de ces cas comme d'une arme contre l'emploi rationnel de la cocaïne, et l'observation prouve simplement qu'il est insensé de recourir à de semblables doses. »

Si, comme l'a fait cet auteur, on passe au crible les opérations suivies de mort et qui, par leur retentissement, restent facilement dans les mémoires, on arrive à un total d'une dizaine de cas dans lesquels la dose employée a été beaucoup trop élevée et réellement toxique ou bien dans lesquels une dose de quelques centigrammes ne doit pas être exclusivement incriminée car il s'agissait dans un cas d'une dégénérescence cardiaque consécutive à une scarlatine, dans l'autre, d'une apoplexie cérébrale, simple coïncidence, dans un troisième d'une syncope devenue mortelle grâce aux difficultés que créait à la respiration une discipline trop fortement serrée autour de la taille. La cocaïne n'est donc pas responsable de tous les méfaits dont on l'a accusée, alors que quelques centigrammes suffisent pour pratiquer de grandes opérations ; on est allé jusqu'à injecter depuis 50 centigrammes jusqu'à 2 ou 3 grammes. Dans tous les cas où la mort est survenue, on peut parfaitement reconnaître qu'une faute a été commise, c'est l'erreur de la dose.

Si au contraire les injections de cocaïne se font suivant des règles bien définies, aujourd'hui il n'y a à redouter aucun accident. Faut-il cependant parler de quelques inconvénients ou accidents légers reprochés à la cocaïne ? Le plus sérieux d'entre eux est la syncope. Elle paraît être la conséquence de cette action vaso-constrictive intense qui échet à la cocaïne. Après une injection, même d'une dose modérée ou correcte, on peut voir, au bout de quelques minutes, le patient se plaindre de vertiges, pâlir, ses extrémités devenir froides. On a dit que la face est le miroir du cerveau, on peut donc admettre que, sous l'influence de la cocaïne, il se produit une anémie cérébrale passagère plus ou moins prononcée. Naturellement, ce sont les dentistes qui ont relevé le plus grand nombre de ce genre d'accidents et, comme ils opèrent sur la face, on a admis que la région de la tête est pour la cocaïne une zone dangereuse. Il se peut qu'il en soit ainsi et que les injections de cocaïne provoquent plus facilement une tendance à la syncope lorsqu'on les fait sur la tête que lorsqu'on les pratique sur d'autres régions. En tout cas, M. Reclus nie l'existence de cette zone dangereuse car il n'a plus noté de syncope depuis qu'il a adopté le décubitus horizontal pour toutes les opérations pratiquées sur la tête. Le malade doit donc être opéré le plus souvent couché ou suffisamment étendu. Nous insisterons d'ailleurs, au point de vue de la technique, sur les précautions qu'il convient de prendre pour éviter cet accident très facilement évitable. La cocaïne n'est pas, du reste, exclusivement responsable de ces phénomènes de syncope. L'émotion par elle-même suffit pour les provoquer et on connaît l'observation de M. Hugenschmidt concernant une malade très surexcitée et apeurée par le tableau qu'on lui fit des accidents de cocaïne ; une syncope d'une demi-heure succéda à une injection de dix gouttes d'eau distillée.

Donc, si la dose est convenable et si le malade est étendu, jamais on n'observera de syncope.

Les autres phénomènes observés à la suite des injections correctes de cocaïne sont légers et insignifiants.

Les malades peuvent accuser, si on attire leur attention sur ce point, de légers fourmillements aux extrémités des doigts et des orteils. On remarquera aussi une certaine excitation cérébrale, une loquacité plus grande, une certaine expansion ; tout cela peut à la fois être mis sur le compte de la cocaïne et des circonstances particulières de l'opération, parfois aussi d'un excitant alcoolique dont l'administration semble indiquée. En vérité que sont ces légers inconvénients à côté des dangers redoutables qui menacent le malade soumis aux vapeurs du chloroforme ? Y a-t-il rien qui ressemble dans l'anesthésie locale par la cocaïne à ces alertes si fréquentes qui accompagnent la chloroformisation, et d'ailleurs les statistiques ne viennent-elles pas nous éclairer sur son danger. M. Reclus déclare avoir employé la cocaïne dans plus de 7.000 anesthésies sans avoir eu le moindre trouble dans l'équilibre physiologique, depuis qu'il a recours aux solutions faibles, lesquelles sont parfaitement suffisantes, pour pratiquer des opérations plus importantes. Quant à nous, nous ne pouvons que répéter ce que nous avons déjà dit, à savoir que nous avons fait au moins quinze mille injections, mais certainement plus que ce chiffre, sans jamais avoir eu, non pas même un accident, mais seulement un incident semblant imputable à la cocaïne. Nous pouvons donc affirmer que celle-ci est le plus inoffensif des anesthésiques et qu'elle n'expose à aucune surprise. Au contraire, l'anesthésie par la cocaïne ne présente que des avantages. Même pour de grandes opérations, M. Reclus la préfère à la narcose au chloroforme et à l'éther, parce qu'il la croit moins dangereuse, et, sur plus de 7.000 opérations, il n'a pas observé un seul cas où l'équilibre physiologique de ses malades ait été troublé, A plus forte raison la cocaïne doit-elle être préférée à l'anesthésie générale pour une opération aussi simple et souvent aussi rapide qu'une extraction. Avec elle, pas de vomissements pouvant troubler le malade et l'opérateur, pas de sécrétions buccales ou bronchiques venant déterminer de la gêne respiratoire, voire des phénomènes d'asphyxie. Ajoutons que la douleur post-opératoire, fréquente avec le chloroforme, n'existe pas avec la cocaïne.

Dans le but d'éviter les soi-disant inconvénients reprochés à la cocaïne, on a cherché à lui substituer des dérivés ou des substances congénères. Un des corps les plus préconisés est le chlorhydrate de tropa-cocaïne ou de benzoylpseudotropéine, constitué par des aiguilles blanches très fusibles dans l'eau et fusibles à 271 degrés centigrade.

La tropacocaïne a été trouvée en 1891 dans les feuilles d'une coca originaire de Java. Dans ces derniers temps, Willstætter a trouvé une méthode qui permet d'obtenir ce corps par la tropine, produit de dédoublement de l'atropine et de l'hyoscyamine. La tropacocaïne a d'abord été recommandée comme anesthésique local par Chadbourne, qui la considère comme beaucoup moins toxique que la cocaïne, surtout pour les muscles et les centres moteurs. L'anesthésie serait plus rapide et durerait plus longtemps. La mydriase est moindre qu'avec la cocaïne. D'après l'auteur, la substance serait antiseptique par elle-même, de sorte que ses solutions seraient plus stables que celles de la cocaïne et de l'eu-caïne. Ces propriétés ont été constatées par Schweizer et Silex, par Ferdinando et d'autres. En France, la tropa-cocaïne a été expérimentée par Hugenschmidt et Viau qui ont confirmé les observations de Chadbourne. Deux centigrammes en injection dans la muqueuse gingivale n'ont déterminé qu'une légère augmentation du nombre des pulsations chez trente-sept sujets. Le médicament produit pendant quelques heures une certaine sécheresse de la gorge, mais aucune action pupillaire, ce qui est assez remarquable puisque, comme on l'a vu, la tropacocaïne dérive de l'atropine.

Liebermann et Schweizer, qui ont expérimenté cette substance, ne croient pas que l'anesthésie qu'elle produit persiste davantage, au contraire, elle serait plus courte. Comme dose, Hugenschmidt recommande de ne pas dépasser deux centigrammes à deux centigrammes et demi. L'injection doit être poussée lentement de manière à faire pénétrer le contenu d'une seringue de Pravaz en une minute.

M. Reclus, qui a expérimenté la tropacocaïne, ne la considère pas comme devant être préférée à la cocaïne. La toxicité est la même, l'anesthésie locale n'est ni plus rapide ni plus durable avec la tropacocaïne, elle est même plus profonde avec la cocaïne. En effet, devant faire une incision cutanée pour l'ablation d'une tumeur, l'opérateur faisait une injection avec la cocaïne dans les six centimètres supérieurs et avec la tropacocaïne dans les six centimètres inférieurs. Or, l'incision qui était indolore dans la moitié cocaïnisée était nettement douloureuse dans la moitié inférieure, et il en fut ainsi dans seize cas où elle fut expérimentée. Il ne semble donc pas que la tropacocaïne doive être préférée à la cocaïne dans une opération aussi douloureuse, quoique rapide, qu'une extraction dentaire.

Après la tropacocaïne, c'est l'eucaïne B qu'on a cherché à propager comme succédané de la cocaïne. Le chlorhydrate d'eucaïne est constitué par des cristaux

incolores qui se dissolvent dans environ dix parties
d'eau. Par sa constitution chimique, l'eucaïne est très
proche de la cocaïne. Les premières études sur la valeur
de l'anesthésie par l'eucaïne ont été faites par Gaetano
Vinci qui n'a constaté ni mydriase ni paralysie de l'ac-
commodation, mais seulement un peu d'hypérémie de la
muqueuse. Beaucoup d'auteurs qui l'ont étudiée dans la
suite la regardent comme propre à remplacer la cocaïne.
Cependant, dès le début de son emploi, Vollert, Zwil-
linger et d'autres attiraient l'attention sur l'action irri-
tante de l'eucaïne qui se manifeste même lorsqu'elle
est en solution à 1 0/0, par une sensation de douleur et
une forte cuisson. Vollert et Wustefeld ont noté une
action destructive de l'eucaïne sur l'épithélium de la
cornée et de la conjonctive. Deneffe a constaté que l'eucaïne durcissait les tissus à un tel point que l'aiguille
à suture ne pouvait que difficilement y pénétrer.

M. Reclus, avec sa compétence ordinaire, a cherché à établir la valeur anesthésique de l'eucaïne en
opérant comme il a fait avec la tropacocaïne, c'est-à-
dire en injectant de la cocaïne dans la moitié supérieure
et de l'eucaïne dans la moitié inférieure de la ligne à
inciser. Il a noté d'abord que les injections d'eucaïne
sont un peu douloureuses, alors que dans l'injection de
cocaïne, la piqûre due à l'aiguille est seule perçue.
L'infiltration de la solution d'eucaïne détermine dans
les tissus une sensation de cuisson qui est cependant
tolérable. En outre, comme on l'a vu plus haut, l'eucaïne détermine l'hypérémie des tissus, ce qui favorise
l'hémorrhagie et gêne l'opérateur quand il fait l'incision.

Quant à la valeur analgésique du médicament, elle
est à peu près égale pour les deux analgésiques, quoi-

que un peu plus faible pour l'eucaïne. M. Reclus a constaté que la sensibilité était un peu moins abolie dans la région eucaïnisée. Un point important est que l'analgésie de l'eucaïne a une durée beaucoup moindre.

Mais Vinci et d'autres ont préconisé l'eucaïne surtout parce qu'elle était moins toxique que la cocaïne. Les expériences faites par Pouchet, par Wohlgemuth montrent que l'on doit renoncer à cette illusion. Pouchet a démontré que cette toxicité était au moins égale à celle de la cocaïne et que l'eucaïne avait cette circonstance aggravante de déterminer des accidents subits non précédés de prodromes. De même Wohlgemuth établit que l'opinion qui regarde l'eucaïne comme moins toxique repose sur une erreur. C'est donc s'exposer à de graves mécomptes que d'injecter, comme Kiesel l'a fait, jusqu'à deux grammes d'eucaïne. C'est aller au-devant des dangers qui ont assombri l'histoire de la cocaïne à ses débuts.

On voit donc que l'eucaïne, loin de présenter une supériorité sur la cocaïne, se montre notablement inférieure comme agent anesthésique et par ses actions accessoires : son injection est douloureuse, elle s'accompagne d'une hypérémie qui favorise les hémorrhagies ; son analgésie à peu près aussi intense, dure moins ; enfin, sa toxicité fait qu'on doit la manier avec autant de prudence que la cocaïne.

Outre le chlorhydrate, on a utilisé d'autres sels de cocaïne, notamment le citrate de cocaïne, qui a l'inconvénient d'être hygrométrique.

Le sulfate, le borate, le bromhydrate de cocaïne sont sans emploi. Des dentistes allemands, Marcus entre autres, ont proposé l'iodhydrate de cocaïne comme succédané du chlorhydrate de cocaïne dans la cataphorèse.

Le phénate de cocaïne est celui des sels de cocaïne qui, après le chlorhydrate, a été le plus préconisé, notamment par MM. Viau et Poinsot. Son principal avantage résulte de son insolubilité relative dans l'eau, de sorte que, n'étant pas absorbé, il ne pouvait produire d'accidents. A cet avantage, il faudrait joindre celui d'être antiseptique, ce qui fait que ses solutions se conserveraient naturellement. Le phénate de cocaïne est employé en dissolution dans l'huile ou la vaseline liquide. L'inconvénient de ces solutions résulte précisément de l'avantage qu'on leur reconnaît, c'est-à-dire leur insolubilité dans l'eau. Il s'ensuit que, lorsqu'on fait une injection dans les tissus, il reste un nodule qui peut persister intact pendant très longtemps. Aujourd'hui qu'on possède le moyen de stériliser les solutions du chlorhydrate de cocaïne, le phénate devient inutile au point de vue de la stérilisation. Reclus, d'autre part, fait un reproche au phénate de cocaïne, celui, dans certains cas, d'avoir déterminé des traînées de sphacèle qui ont retardé la cicatrisation.

La comparaison que nous avons faite entre la cocaïne d'une part et les dérivés de celle-ci, la tropacocaïne, l'eucaïne, le phénate de cocaïne, reste tout à l'avantage de la première. Tous ces mélanges, ces combinaisons, ces dérivés de la cocaïne, ne nous paraissent pas donner des résultats pratiques supérieurs au point de vue de l'anesthésie locale et au point de vue de la toxicité à ceux qui nous sont donnés par l'emploi du chlorhydrate de cocaïne.

Je dis plus, que tous ces corps n'ont pas derrière eux l'immense statistique que l'on trouve en examinant l'emploi du chlorhydrate de cocaïne ; quand ces produits auront une statistique analogue, ils mériteront la même faveur. Si l'on en trouve un ayant les avantages de la cocaïne sans en avoir les inconvénients, comme semble être la stovaïne à l'heure actuelle, la cocaïne sera détrônée ; mais jusqu'à présent ce corps nous paraît donner des résultats parfaits et nous considérons la cocaïne comme exempte de dangers quand elle est bien maniée.

Donc, l'emploi du chlorhydrate de cocaïne nous paraît avoir tous les avantages des préparations qui lui ont été comparées, tant au point de vue de l'anesthésie obtenue qu'au point de vue du pourcentage des accidents.

CHAPITRE IV

Véhicules autres que l'eau.

L'examen des meilleures conditions dans lesquelles on doit se placer pour obtenir une anesthésie locale parfaite n'a pas été sans influence sur le choix de la substance qui doit véhiculer la cocaïne. Des déductions par trop théoriques ont abouti à l'emploi de liquides que l'on peut considérer comme à peu près abandonnés aujourd'hui. Il est néanmoins utile d'en parler au moins pour en indiquer la valeur et les raisons qui les ont fait rejeter. Dans l'anesthésie localisée, le médicament doit atteindre les extrémités nerveuses dans un territoire restreint, il doit donc être introduit sous forme de solution. En l'espèce, comme pour toutes les actions médicamenteuses directes et rapides, c'est l'eau qui se prête le mieux comme dissolvant. Mais en même temps on doit éviter le plus possible l'absorption générale qui donne lieu à l'intoxication. L'absorption qui a forcément lieu sera d'autant plus inoffensive au point de vue de l'intoxication qu'elle aura lieu plus lentement. C'est cette idée d'éviter les empoisonnements consécutifs à l'injection des solutions de cocaïne qui fait qu'on a proposé des véhicules doués d'un pouvoir solubilisant faible ou même nul pour la cocaïne. Dans le même but, on a employé le phénate de cocaïne très peu soluble dans l'eau. Pour rendre le chlorhydrate de cocaïne, le sel de cocaïne le plus employé, moins diffusible, on lui a donné pour véhicules différentes substances grasses et huileuses. Le phénate de cocaïne, dont il vient d'être question, a été employé avec l'huile ou la vaseline. Pour le chlorhydrate, on s'est servi tour à tour de l'huile de ricin, de l'oléo-naphtine, de vaseline, de beurre de cacao. Voici comment le Dʳ F. Cirning, de New-York, emploie cette dernière substance. Il commence par injecter dans la région à anesthésier une solution de cocaïne à 2 ou 3 0/0, puis, après avoir retiré la seringue, mais en laissant son aiguille en place, il adapte à cette aiguille une autre seringue remplie de beurre de cacao liquéfié par la chaleur et injecte ce liquide ; il soumet ensuite la région aux pulvérisations d'éther. Le refroidissement produit par ces pulvérisations amène la solidification du beurre de cacao injecté. Il en résulte que la circulation sanguine dans les capillaires de la région se trouve suspendue et que la solution de cocaïne n'est pas absorbée et continue à agir sur les terminaisons nerveuses. Le beurre de cacao se liquéfie sous l'influence de la chaleur du corps et ne tarde pas à se résorber en même temps que la solution de cocaïne injectée. On peut entretenir l'anesthésie assez longtemps, pendant une ou deux heures, si l'on continue sans interruption les pulvérisations d'éther.

On emploie la vaseline et l'oléo-naphtine avec la cocaïne pure dans le même but, qui est celui d'empêcher la diffusion de la cocaïne dans la circulation, par suite de la presque insolubilité de la cocaïne dans ces véhicules. On espère de cette manière limiter strictement l'action de l'anesthésique au champ opératoire. Théoriquement, le principe est excellent, l'absorption du médicament étant très lente, celui-ci a le temps de s'éliminer sans produire des accidents d'intoxication. Il est juste de dire aussi que le procédé qui empêcherait la diffusion de la cocaïne donnerait aussi une anesthésie, sinon meilleure, du moins plus durable ; c'est d'ailleurs ce qu'a constaté l'expérience. Pratiquement, l'emploi des substances huileuses ou grasses comme dissolvants offre de sérieux inconvénients. La préparation de ces solutions est compliquée et s'adapte mal à la pratique. Le principal inconvénient résulte surtout de l'insolubilité du véhicule dont l'absorption se fait lentement, à ce point que la présence de cette substance grasse constitue pour les tissus un véritable corps étranger. L'injection entraîne la formation d'un œdème persistant et très souvent d'une induration persistante à l'endroit de l'injection. Rappelons que Legrand ayant fait sur lui-même une injection de phénate dans l'huile conserva pendant plus d'un an son injection dans l'épaisseur des tissus. Plusieurs fois, nous avons vu une induration s'étendre dans toute l'épaisseur de la joue et, dans deux cas, l'œdème et l'induration persistèrent plusieurs mois. Enfin, nous ne craignons pas d'ajouter que les plaies résultant des extractions et des injections nous ont paru guérir plus lentement. Ces inconvénients sérieux contrebalancent largement les quelques avantages que l'on attribue aux corps gras. Ces considérations justifient notre conclusion, à savoir que l'emploi des véhicules autres que l'eau distillée nous semble avoir des désavantages sans profit.

CHAPITRE V

Solutions de Cocaïne. — Titre des Solutions. — Anesthésie de Schleich. — Quantité à injecter. — Stérilisation.

D'après les raisons que nous avons données, c'est donc l'eau que nous prendrons comme moyen de dissolvant pour le chlorhydrate de cocaïne. Il nous reste à déterminer le titre que nous allons choisir pour la solution. Deux ordres de considérations peuvent nous guider à cet égard, les unes théoriques, les autres pratiques sont fournies par l'observation.

La cocaïne étant un médicament toxique, il y aura intérêt à se servir de la dose minima utile, c'est-à-dire d'une dose aussi réduite que possible, tout en étant encore d'un pouvoir analgésique suffisant. L'expérience a bien montré qu'on peut injecter jusqu'à 15 ou 20 centigrammes sans danger grave, mais les troubles désagréables qui inquiètent le malade et même son entourage se produisent déjà avec des doses beaucoup plus minimes C'est cette raison qui a fait successivement réduire la dose à injecter et l'on peut dire qu'on s'entend assez aujourd'hui pour reconnaître qu'une injection d'un centigramme est une dose moyenne très suffisante pour amener l'analgésie complète dans un petit champ opé-

ratoire, toutes autres conditions étant d'ailleurs observées.

D'autre part, il faudra employer une quantité suffisante d'eau pour porter la solution dans toutes les
extrémités nerveuses du champ opératoire. L'observation a montré ainsi que dans beaucoup de cas la solution à 1 0/0 était suffisante et qu'elle constituait pour
ainsi dire le titre de choix. C'est encore la pratique, par
les résultats qu'elle fournit, qui a fait successivement
rejeter les solutions trop fortes par lesquelles on avait
débuté pour en arriver à des solutions faibles mais
efficaces, quoique inoffensives. Il est difficile de comprendre comment, contre toute règle d'expérimentation
et contre toute prudence, la cocaïne, au début de son
emploi, fut injectée à des doses colossales, en solutions
relativement concentrées. En procédant d'après les
données de l'observation, M. Reclus, qu'il faut toujours
citer en cette matière, a successivement rejeté les solutions à 20, 10 et 5 0/0 qu'on avait seules employées
jusque-là et est descendu à 2 puis à 1 pendant de lon-
gues années, et maintenant à 0,50 0/0. Pour les opérations étendues, la dilution de ces solutions permet d'obtenir l'analgésie sur de grandes surfaces sans arriver
jusqu'à 20 centigrammes, la dose maxima.

« La toxicité de la cocaïne, a dit ce chirurgien, les
dangers qu'elle crée pour l'organisme ne dépendent pas
seulement de la quantité totale d'alcaloïde injecté sous
la peau, ils dépendent aussi, et dans une très grande
mesure, du titre de la solution ; plus elle est faible
plus la cocaïne est diluée, et moins les accidents sont à
craindre. Pour prendre un exemple, 10 centigrammes de
cocaïne au centième, c'est-à-dire noyés dans 10 grammes d'eau, sont infiniment mieux tolérés que les mêmes

10 centigrammes dissous dans 5 grammes d'eau et surtout dans 2 grammes ou 1 gramme. »

Cela est si vrai que l'on peut élever la dose de cocaïne injectée en abaissant le titre de la solution ; le problème du titre de la solution pourrait donc se formuler ainsi : « Il faut assez de cocaïne pour anesthésier, assez peu d'eau pour éviter l'œdème et limiter la rapidité de la diffusion. »

Il existe donc un point optimum de dose d'alcaloïde et de proportion de liquide pour pouvoir obtenir l'analgésie dans les meilleures conditions, c'est-à-dire sans avoir à redouter non seulement aucun danger, mais encore aucun inconvénient.

Il est à peine besoin de faire remarquer que pour une extraction de dent la dose totale injectée sera toujours extrêmement inférieure à la dose physiologique maxima. Or, les solutions de 1 0/0 ou même à un demi 0/0 donnent une analgésie suffisante pour pratiquer les opérations les plus douloureuses, seulement l'analgésie arrive moins rapidement qu'avec des solutions plus fortes. Il importe de retenir ce fait pour ne pas saisir l'instrument immédiatement après l'injection et attendre quelques minutes avant de procéder à l'opération. De même, avec les solutions faibles, la durée de l'analgésie est plus courte qu'avec les solutions à 5 0/0 par exemple, mais elle est toujours assez durable pour pouvoir pratiquer une opération aussi courte qu'une extraction. C'est d'ailleurs avec les solutions faibles que l'on pratique diverses opérations de chirurgie générale qui sont de beaucoup plus longue durée. On remarquera aussi qu'avec ces solutions les sensibilités, tactile ou thermique seulement sont conservées, mais alors cela n'offre aucun inconvénient puisque l'analgésie est parfaite. On pourrait même obtenir une analgésie complète avec des solutions encore plus faibles surtout en agissant sur des régions peu sensibles, peu riches en nerfs. Ce fait d'observation paraît avoir conduit quelques auteurs à généraliser et à prétendre qu'on pouvait arriver au même résultat avec des titres extrêmement bas. La méthode de Schleich s'est emparée de ce fait pour l'ériger en principe. C'est aussi pour conjurer le danger qui n'existe déjà plus avec notre solution à 1 0/0 que Schleich abaisse successivement le titre des solutions de cocaïne à 0,025, 0,020 et même 0,005 0/0 d'alcaloïde. Cet auteur croit augmenter le pouvoir analgésique de ses solutions en ajoutant du chlorure de sodium et de la morphine. Voici, par exemple, la formule qu'il emploie :

Solution forte :

Chlorhydrate de cocaïne. . .	0,20 centig.
Chlorure de sodium. . . .	0,20 centig.
Chlorhydrate de morphine.	0,02 centig.
Eau distillée.	100 gr.

Solution faible :

Chlorhydrate de cocaïne. . .	0,01 centig.
Chlorure de sodium. . . .	0,20 «
Chlorhydrate de morphine. .	0,05 «
Eau distillée	100 gr. «

Assurément la cocaïne portée à cette dilution ne peut qu'être inoffensive et, comme le fait remarquer M. Reclus, on peut couvrir avec ces solutions un vaste champ opératoire, condition qui n'a plus d'intérêt pour une opération dentaire. Mais l'inconvénient principal est que, pour obtenir une analgésie suffisante, il faudrait injecter une masse énorme de liquide. L'addition de chlorure de sodium et de morphine n'est même d'aucune utilité pour l'analgésie, quoi qu'en dise Schleich, soit pour l'augmenter, soit pour en prolonger la durée. Les douleurs post-opératoires ne sont pas moindres et on peut observer les mêmes accidents qu'avec les solutions que nous considérons comme normales. D'après Legrand, les solutions de Schleich ne provoquent qu'une insensibilité toute physique par la pression que détermine la masse du liquide injecté ; cette insensibilité cesse dès que l'incision donne issue à l'excès de liquide. En réalité, il est impossible de tenter sans douleur une incision qu'on a cherché à analgésier avec une solution de cocaïne de 0,1 à 0,20 0/0.

M. Reclus, avec sa méthode de contrôle habituelle, injecte dans la moitié supérieure du trajet de l'incision une solution à 0,50 0/0 et dans la moitié inférieure une injection à 0,20 0/0, 0,10 0/0 ou 0,01 0/0. Or, le patient se plaint dès que le bistouri a franchi la première zone pour atteindre la seconde. Les solutions inférieures à 0,50 0/0 sont donc impuissantes à produire l'analgésie et elles agissent d'autant plus lentement et d'une façon plus inefficace que la solution est plus faible. Comme l'a fait remarquer Legrand en expérimentant sur lui-même, on obtient une atténuation de la sensibilité due à une action purement physique, à la distension des tissus par le liquide, et en poursuivant dans cette voie on arriverait ainsi à obtenir les mêmes effets, illusoires d'ailleurs, avec de l'eau pure. Dans les opérations dentaires, nous emploierons donc la solution à 1 0/0, c'est le titre que l'expérience nous a indiqué comme le meilleur, suffisant pour produire l'analgésie avec le minimum de danger. Avec les solutions plus fortes, les risques sont plus grands et les résultats de l'anesthésie ne sont pas pratiquement supérieurs. Avec les solutions plus faibles, même de 0,50 0/0 l'analgésie n'est pas suffisante.

Disons quelques mots sur la manière de préparer les solutions de cocaïne destinées aux injections. Comme celles-ci doivent se faire d'une façon aseptique, on doit prendre les précautions nécessaires pour assurer l'asepsie des solutions. La cocaïne, comme toutes les matières organiques, s'altère très rapidement en solution ; aussi, celle-ci doit-elle être faite extemporanément ; il est très facile de s'en rendre compte en examinant au bout de quatre ou cinq jours une solution de cocaïne faite avec de l'eau distillée, filtrée ou bouillie. La solution absolument limpide au début laisse déposer des flocons nombreux au fond du flacon, ainsi que l'a fait remarquer d'ailleurs le professeur Dastre.

Dans un vase quelconque en verre ou en porcelaine (une capsule, un godet, conviennent très bien à cet effet), que l'on a préalablement pour plus de sûreté passé à l'eau bouillante, on met un centigramme de chlorhydrate de cocaïne ; on remplit d'autre part une seringue aseptique d'eau distillée ou d'eau filtrée bouillie, encore tiède, et on vide ce liquide dans le godet qui contient le chlorhydrate de cocaïne, il suffit d'aspirer et de chasser le liquide une fois ou deux dans le godet pour que la solution soit faite, car on sait que le chlorhydrate de cocaïne est très soluble. On aspire une dernière fois, on visse l'aiguille avec force, on chasse l'air de la seringue et l'instrument est prêt à être employé pour l'injection.

Étant donné que la seringue est d'une contenance d'un centimètre cube et que nous employons un centigramme de sel, nous avons notre solution normale à 1 0/0. Nous rappelons à ce sujet que quelques dentistes en emploient deux centigrammes au moins, et même trois centigrammes, quelques-uns davantage encore. Nous aussi autrefois nous injections les mêmes quantités, mais, après quelques légers accidents, nous nous sommes arrêté à un centigramme après avoir constaté que cette dose très faible nous donnait une anesthésie tout aussi efficace et aussi bonne. Depuis plus de dix ans, nous n'injectons jamais plus de un centigramme pour une extraction qui se présente normalement, c'est-à-dire dans les 95 0/0 des cas. Nous attirons donc l'attention du lecteur sur ce fait que la dose de un centigramme peut être considérée comme presque toujours suffisante.

Cependant, dans certains cas spéciaux, soit pour des extractions multiples, soit pour pratiquer dans la même journée deux extractions en deux points différents de la cavité buccale, soit dans le cas d'ablation de la dent de sagesse inférieure ayant amené des accidents ainsi que dans les interventions de curettage alvéolaire, nous n'éprouvons aucun scrupule à injecter deux, voire même trois centigrammes et, en suivant les préceptes que nous exposerons ultérieurement, nous n'avons jamais eu le moindre accident.

Inversement, il peut arriver que nous soyons amené à nous servir d'une solution inférieure à 1 0/0. Par exemple, par un excès de prudence, chez tous les malades de 5 à 12 ans et à partir de 60 ans nous abaissons le titre de la solution à 1/2 0/0 et jamais nous n'avons avec des solutions ainsi titrées observé le moindre accident. La quantité d'alcaloïde injectée n'est pas très grande, elle ne peut donc occasionner de troubles dans l'organisme ;

elle est suffisante, puisqu'elle donne une anesthésie parfaite ; la quantité de liquide à injecter n'est pas très grande mais quand on injecte lentement et méthodiquement, le contenu d'une seringue d'un centimètre cube devient déjà dans les conditions favorables difficile à injecter autour d'une dent ou d'une racine qui ne détermine pas d'inflammation de la muqueuse voisine.

Il est rare que nous employions la solution préparée extemporanément ; le plus souvent, comme je l'emploie journellement plusieurs fois, j'utilise une solution fraîche ne datant que de deux ou trois jours. Une solution bien préparée se conserve parfaitement pour être injectée sans aucun inconvénient dans ce laps de temps. Si l'on se trouve dans des conditions particulières pour ne faire qu'une seule injection, chez un malade en ville par exemple, on peut se servir d'ampoules toutes prêtes contenant un centimètre cube d'eau et un centigramme de cocaïne. Ces ampoules se trouvent couramment dans le commerce.

La question de la stérilisation et de la conservation des solutions de cocaïne a été agitée surtout en chirurgie générale, elle ne s'adresse pas moins à la chirurgie dentaire, bien que les soins minutieux à ce point de vue particulier aient un peu moins d'importance que lorsqu'on pratique une injection sur un tissu sain. Les précautions que nous avons indiquées sont parfaitement suffisantes dans la pratique dentaire ; cependant, si l'on tenait à avoir en réserve des solutions stérilisées, nous rappellerons qu'il est parfaitement possible d'obtenir la stérilisation des solutions par l'action de la chaleur au-dessus de 100 degrés, bien que le chlorhydrate de cocaïne en nature s'altère à 98 degrés et perde ses propriétés anesthésiques. C'est ce qui fait qu'on a craint d'altérer la cocaïne en stérilisant les solutions. Dans ce but, on s'est servi du filtre de Roux ou bien on a eu recours à la thyndallisation. M. Reclus non plus n'a pas stérilisé ses solutions jusqu'en 1897. Cependant, il n'avait jamais eu d'accident de ce fait. Jusqu'à cette époque, il dissolvait le chlorhydrate dans l'eau bouillie. C'est alors que M. Hérissey, son interne en pharmacie, fit des recherches pour établir le meilleur procédé de stérilisation. Il a démontré d'abord que les solutions aqueuses de chlorhydrate de cocaïne peuvent, dans l'autoclave, être portées à la température de 115 degrés et même de 120 degrés sans qu'il y ait aucune décomposition, ni dédoublement, ni altération quelconque de la cocaïne. La solution examinée au polarimètre ne présente aucune différence dans la déviation observée et, soumise à l'analyse chimique, ne donne que du chlorhydrate de cocaïne sans changement. D'autre part, les propriétés physiologiques de ces solutions stérilisées sont restées les mêmes que pour les solutions simples. Ces solutions stérilisées à l'autoclave, dit M. Reclus, et maintenues dans des tubes scellés, conservent presque indéfiniment leurs propriétés analgésiantes. Ce chirurgien a pu faire une gastrostomie avec de la cocaïne scellée depuis plus de quatre ans et demi. Mais il faut se rappeler que tout flacon ouvert peut s'ensemencer et présenter des moisissures au bout de quelques jours.

L'action de cette flore est d'altérer la cocaïne et, en été, les meilleures solutions cessent d'être analgésiques au bout de trois semaines. Peu importe que la solution soit vieille pourvu qu'elle soit employée de suite après l'ouverture du flacon ou de l'ampoule. M. Reclus conseille, lorsqu'il n'est pas nécessaire de transporter la solution à une grande distance et pour éviter l'emploi d'ampoules stérilisées, de placer la solution stérilisée dans de petits flacons de capacité convenable et bouchés avec un tampon d'ouate aseptique. Si on n'a pas d'autoclave, il suffit de placer les flacons pleins de la solution de cocaïne dans une solution saline quelconque dont la température d'ébullition dépasse 100 degrés.

Nous terminerons ce chapitre en concluant que un centimètre cube de la solution fraîchement préparée de chlorhydrate de cocaïne au centième dans de l'eau distillée nous paraît nécessaire et suffisant pour la pratique et dans l'immense majorité des cas et ne peut amener d'accidents.

CHAPITRE VI

Précautions préliminaires. — Position du malade. — Contre-indications.

Avant de procéder à l'opération, l'opérateur doi
d'abord prendre quelques dispositions vis-à-vis de son
malade. Ce que celui-ci redoute le plus, c'est la douleur
de l'opération et bien souvent l'assurance qu'on lui
donne qu'il ne souffrira pas ne suffit pas à le calmer.
Aussi l'opérateur doit-il pleinement garder son sang-
froid, n'exprimer aucun doute, aucune inquiétude qui
puisse tourmenter son malade et lui faire subir par contre-
coup les inquiétudes d'un accident imaginaire. Il s'ap-
pliquera à le rassurer et à le calmer et, se rappelant que
toute émotion est une cause d'ischémie cérébrale, il
prendra les précautions nécessaires pour lutter contre
l'anémie des centres nerveux.

Beaucoup de patients, dans l'appréhension d'une opération qu'ils savent très douloureuse, donnent malgré
leur silence des signes manifestes de leur émotion se
traduisant surtout par la pâleur de la face. Pour favo-
riser le libre cours de la circulation et de la respiration,
on recommandera au patient de se mettre à son aise ;
les femmes surtout devront desserrer leur taille et leur
corset ; bref, aucune pièce de vêtement ne doit gêner la

respiration et l'on doit supprimer tout agent de constriction.

A ces précautions préliminaires s'en ajoute une autre très importante qui est la position couchée du patient. Cette dernière précaution est d'autant plus indispensable qu'à l'action ischiémante de l'émotion s'ajoute l'action plus anémiante encore de la cocaïne sur les centres nerveux. Il en résulte une tendance à la syncope qui s'observe avec les injections de cocaïne quelle que soit la région où on l'injecte. Les opérateurs, frappés de la grande fréquence de cet accident dans les cas où on était obligé de faire l'injection sur une région de la tête, ont considéré la tête comme une zone dangereuse pour les injections parce que, disaient-ils, la cocaïne avait moins de chemin à parcourir pour arriver jusqu'aux centres nerveux. La vérité est que, si l'accident syncopal était plus fréquent dans les opérations sur la tête que dans les autres régions du corps, c'est que, dans les premières, on trouvait plus commode d'opérer les malades assis, tandis qu'on les faisait coucher dans le second cas. Aussi M. Reclus nie-t-il cette zone dangereuse contre l'opinion soutenue encore récemment par Galippe et Laborde. Par le décubitus dorsal, les opérés échappent à cette tendance syncopale; la position horizontale facilitant le transport du sang au cerveau est le moyen le plus efficace de combattre les phénomènes de vaso-constriction des centres nerveux. En fait, ces accidents, fréquents autrefois dans les opérations sur la tête, sont devenus de l'avis de tous d'une extrême rareté.

Pour plus de sûreté encore, on recommandera toujours au malade, si l'occasion se présente, de ne pas venir se faire opérer à jeun. Au contraire, le petit déjeuner sera plus copieux que d'habitude. La plupart des patients savent vaguement qu'on doit être à jeun pour se faire « endormir » sans songer que cette prescription, valable pour le chloroforme ne s'applique pas à la cocaïne.

Dans les cas où nous n'injectons pas plus d'un centigrame de cocaïne en solution à 10/0, c'est-à-dire dans 950/0 des cas, le malade étant assis sur un fauteuil spécial, qui permet la position horizontale absolue, nous l'étendons le plus possible, autant que le permettent l'opération à effectuer, ses habits, (corset, etc.) son émotivité et nous lui faisons absorber une tasse de thé ou de café. C'est à ce moment que nous opérons et, s'il paraît le moins du monde incommodé, nous le mettons immédiatement, doucement, dans l'horizontalité absolue. Le patient reste ainsi dans cette position pendant dix minutes ou un quart d'heure. J'attire l'attention sur ce fait que la position dont je viens de parler est celle que j'emploie quand je n'injecte qu'un centigramme de cocaïne en solution au centième, c'est-à-dire dans 95 0/0 des cas. Jamais je n'ai eu le moindre ennui en opérant ainsi.

Dans les cas où j'injecte plus d'un centigramme de cocaïne en solution au centième, c'est-à-dire dans 5 0/0 des cas, je couche absolument le malade et je lui défends de se relever. Je conseille dans ce cas l'emploi d'un fauteuil d'opération spécial qui se manœuvre d'une façon analogue à notre fauteuil et qui peut se mettre facilement dans la position horizontale par des mouvements très doux. Le malade s'assoit donc sur ce fauteuil où il n'a aucun effroi et, un instant après, il se trouve étendu absolument horizontalement sans secousse. Ce fauteuil se monte à la hauteur que nous désirons, grâce à une pompe à huile, et n'a qu'un pied arrondi très large. Il peut pivoter sur cet axe pour faciliter l'éclairage du champ opératoire ; il monte et descend par un mouvement lent et sans secousse à la hauteur que nous désirons et est d'une fixité absolue. Il évite l'emploi des tabourets incommodes ou instables qui sont toujours trop hauts ou trop bas.

Je laisse le malade deux heures dans cette position horizontale complète en lui interdisant absolument de se soulever, même pour cracher, ce qui d'ailleurs est très difficile à obtenir. Je lui fais prendre un léger repas ou une tasse de thé ou de café et je n'ai jamais eu d'incident en agissant ainsi. Toutes ces précautions qui peuvent sembler exagérées ne sont utiles que dans les cas où nous employons en injection plus d'un centigramme ou d'un centigramme et demi de cocaïne.

Dans certains cas, les accidents dus à la cocaïne se produisaient plus facilement par suite d'idiosyncrasies qu'il est difficile de prévoir. Cette cause d'ennuis ou de danger a été beaucoup réduite depuis qu'on sait manier la cocaïne. Cependant, il existe certaines contre-indications : on a considéré comme telles les affections cardiaques, surtout les affections du myocarde et de l'aorte. Les aortiques, les artérioscléreux, ceux qui sont atteints d'insuffisance aortique sont particulièrement disposés à subir l'action des influences dépressives sur le système nerveux et, à ce point de vue, la syncope cocaïnique peut se produire plus facilement. Il en est de même des individus anémiés, débilités, extrêmement nerveux ou névropathes avérés, épuisés à la suite de maladies débilitantes. Dans tous les cas, si l'on se décide à l'anesthésie locale, on redoublera de précautions et au besoin on diminuera la dose.

Mais, dans certains cas, il vaudra mieux s'abstenir, si le patient offre un état général qui semble le prédisposer visiblement à la syncope. Les contre-indications ne sont pas absolues, elles sont seulement relatives et d'autant plus à observer que la maladie paraît arrivée à un degré plus grave.

CHAPITRE VII

Le but de l'anesthésie locale pour l'extraction des dents est uniquement l'anesthésie du ligament alvéolo-dentaire.

Avant d'aborder la technique des injections de cocaïne, pour obtenir l'anesthésie pendant l'extraction, il est utile de dire un mot sur la cause de la douleur pendant l'opération.

Rappelons d'abord rapidement les rapports de la dent : Le collet de celle-ci adhère à la gencive, qui présente tous les caractères d'une muqueuse dermo-papillaire. Le derme qui est fibreux et élastique se continue avec l'enveloppe fibreuse qui entoure la racine de la dent, enveloppe fibreuse située entre la racine et la dent et qui porte le nom de membrane alvéolo-dentaire. La racine de la dent est en rapport en haut dans une certaine étendue avec le chorion de la gencive, en bas avec le tissu fibreux interposé entre la racine et l'alvéole ; c'est du côté de l'alvéole que ce tissu fibreux présente les caractères d'un périoste. Enfin, à la partie inférieure de la racine, ce tissu fibreux s'épaissit pour constituer un petit ligament, le ligament alvéolo-dentaire, dont les fibres ont une direction oblique. L'extrémité de la racine, l'apex, est inséré dans la cavité osseuse destinée à le recevoir, cavité tapissée elle-même de cette couche fibreuse qui se continue avec le tissu du ligament ; enfin cette cavité renferme du tissu conjonctif lâche, une petite artère, une veinule et un tronc nerveux dont les nombreux filets remontent dans la pulpe. Au premier abord on pourrait croire que la douleur est produite par deux causes : 1° La rupture du filet nerveux qui pénètre dans le canal dentaire pour se rendre à la pulpe ; 2° la brusque déchirure du ligament alvéolo-dentaire.

Il suffit d'examiner un peu cette question pour voir que la seconde cause existe seule et nous l'avons démontré dans notre thèse inaugurale, en 1893. Lorsqu'on a fait une injection de cocaïne pour enlever une dent dont la pulpe est à découvert et qu'au moment même de l'extraction on touche cette pulpe avec une sonde, le sujet perçoit une douleur de ce contact sans aucune atténuation, et cependant l'extraction est absolument indolore.

Jamais les malades n'accusent une différence dans l'intensité de la douleur quand on enlève une dent dont la pulpe existe encore si le périoste n'est pas enflammé.

Dans les cas où le périoste est enflammé, la douleur est au contraire toujours plus forte et d'autant plus intense que la périostite l'est plus elle-même.

Par conséquent, la douleur dans l'extraction est produite par la déchirure du ligament alvéolo-dentaire, d'une façon presque absolue. Il faut donc, pour que l'anesthésie par la cocaïne soit bonne, que le médicament agisse sur les terminaisons nerveuses de ce ligament.

CHAPITRE VIII

Technique des injections de cocaïne.

Instruments. — Bien que l'instrumentation employée pour faire les injections soit très simple, elle doit cependant posséder certaines particularités qui l'adaptent spécialement aux circonstances. Les injections en effet doivent être poussées dans les gencives, c'est-à-dire dans un tissu très serré qui oppose une résistance plus ou moins grande à la pénétration du liquide. L'instrument doit donc présenter certaines modifications sur les seringues ordinaires. Nous nous servons dans ce but de la seringue de Pravaz modifiée par M. Martial Lagrange. Toute seringue à ailettes et avec aiguilles vissées pourrait, d'ailleurs, remplir le même office. C'est une seringue dont l'armature est munie du côté du piston de deux ailettes qui offrent un point d'appui à l'index et au médius, afin de donner une plus grande force de propulsion au pouce qui presse sur le piston. Le point d'appui est très solide et il est beaucoup plus facile de faire pénétrer le liquide et de lutter contre la résistance des tissus. La surface digitale de la tête du piston est large et concave pour permettre d'appuyer vigoureusement et solidement le pouce. Pour les mêmes raisons qui nous font adopter cette disposition, nous rejetons les aiguilles ajustées à frottement dur sur la seringue ; elles laissent fuir le liquide quand l'injection est pénible à faire. Il est bien préférable de se servir d'aiguilles qui se vissent sur la seringue, de telle sorte que l'occlusion est encore assurée par une rondelle de cuir. Le canon de l'aiguille étant fortement vissé contre cette rondelle, il est impossible au liquide de s'échapper. Enfin le corps de pompe tout en verre est enveloppé par un demi-tube de métal qui, tout en donnant à l'instrument une solidité plus grande permet à tout moment de se rendre compte de la quantité d'alcaloïde à injecter. La tige du piston est de plus taraudée et graduée en fractions de centimètres cubes avec un écrou permettant aussi de fractionner les doses et de diviser le contenu de la seringue en autant de parties qu'on le désire. En résumé, et c'est une qualité précieuse dans le cas présent, tout est combiné pour avoir une grande force quand on fait l'injection.

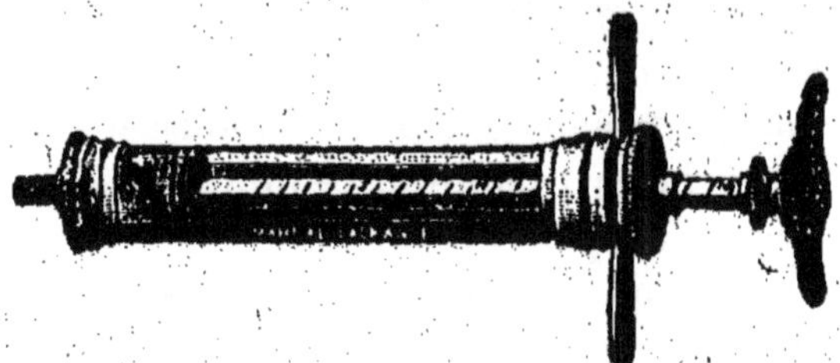

Fig. 1.

Les aiguilles en platine iridié, dans les circonstances ordinaires, sont certainement les meilleures parce qu'on peut facilement les stériliser et les porter au rouge sans inconvénient. Mais elles offrent dans la pratique spéciale certains désavantages, elles sont trop grosses, ne pénètrent pas facilement dans les tissus denses, il faut alors en commander de moindre calibre mais elles n'offrent plus de résistance suffisante. Aussi nous plaçant au point de vue purement de notre pratique, n'employons-nous jamais que des aiguilles en acier très fines ; bien que se brisant facilement, elles sont préférables à cause de la petitesse de l'orifice de la piqûre et de leur facile pénétration dans les tissus. Leur principal inconvénient est d'obliger à les changer souvent. Outre les aiguilles droites le plus ordinairement employées et dont nous nous servons dans tous les cas, on emploie encore des aiguilles courbes et des aiguilles en forme de baïonnettes. Malheureusement ces dernières s'obstruent très facilement. Avant de visser l'aiguille de la seringue, il faut s'assurer si le trajet du canal n'est pas bouché et, à cet effet, on a toujours soin de laisser entre l'intervalle des injections un fil métallique à demeure dans l'aiguille. On doit toujours s'assurer si l'aiguille pique bien, si la pointe n'est pas émoussée, et si ses parois ne sont pas rugueuses afin de pouvoir pénétrer sans difficulté et avec le moins de douleur possible dans la gencive. Les aiguilles en platine iridié ont précisément l'inconvénient de s'émousser rapidement et de se recourber à la pointe, ce qui arrive d'autant plus facilement qu'on pénètre dans des tissus plus résistants. Il est évident que la seringue ne doit servir que pour les injections de cocaïne ; on doit en avoir d'autres soit pour les ponctions exploratrices, soit pour les injections de caféine, d'éther, etc. Ce sont toutes ces raisons qui nous ont fait adopter la seringue de Pravaz modifiée par Martial Lagrange, avec ses deux ailettes résistantes et une large cupule sur la tête du piston.

Désinfection de l'instrument. — Les précautions antiseptiques doivent s'appliquer avec non moins de minutie à la seringue qu'à la solution à injecter. La négligence des mesures propres à assurer l'asepsie complète de l'injection peut avoir des conséquences parfois sérieuses dans les suites opératoires. Nous sommes persuadé qu'un grand nombre d'accidents consécutifs, retard dans la cicatrisation, plaie de mauvais aloi, élimination d'esquilles, accidents infectieux souvent mis sur le compte de la cocaïne ne sont imputables qu'à la négligence de ces soins préliminaires. Il est en effet facile, si on ne prend pas ces précautions, d'inoculer des matières septiques qui restent sur l'aiguille à la suite d'une précédente opération. Voici de quelle manière nous assurons la propreté aseptique de l'instrument : Quand l'opération est terminée, la seringue est mise dans un verre qui contient une solution phéniquée à 5 0/0. Le corps de pompe est toujours laissé plein de cette solution. Les flacons du Dr Friteau construits spécialement dans ce but répondent à ces exigences. Nous sommes ainsi certains d'avoir une asepsie rigoureuse; en outre le piston qui baigne constamment dans le liquide reste toujours gonflé et ne laisse pas fuser le liquide le long des parois. Quant aux aiguilles, outre le flambage, nous les soumettons toujours à l'ébullition dans une capsule que nous plaçons sur une lampe à alcool et dans laquelle nous mettons quelques centimètres cubes d'eau boriquée.

Précautions avant l'injection. — Avant de faire la piqûre, nous faisons rincer la bouche au malade avec de l'eau boriquée saturée ou bien avec une solution de formol à 1/1000. Nous passons ensuite sur la gencive un tampon d'ouate imbibée d'alcool au sublimé à deux pour mille, pour désinfecter la région, puis nous séchons avec de l'ouate hydrophile aseptique. Ces manœuvres préliminaires ne doivent jamais être oubliées, elles sont simples, n'exigent pas de perte de temps appréciable et, si on les observe, on peut affirmer que l'on n'aura jamais à redouter aucun cas d'infection au niveau des injections.

Injection. — Dans la grande majorité des cas, la piqûre de l'aiguille est presque complètement indolore, surtout lorsqu'on emploie des aiguilles très fines et très acérées ; la muqueuse gingivale est en effet assez pauvre en terminaisons nerveuses. Cependant elle peut être encore assez pénible, même lorsque la muqueuse n'est pas enflammée, c'est-à-dire quand il n'y a ni abcès, ni périostite, ni gingivite. Le malade redoute quelquefois cette piqûre et réagit violemment lorsqu'on la fait. On peut rendre cette piqûre absolument indolore en se servant des deux moyens suivants : si la dent à extraire est sensible au froid, soit par suite de la carie, soit par déchaussement, ou s'il se trouve dans le voisinage une dent également douloureuse au froid, nous appliquons pendant une ou deux minutes sur la gencive un tampon d'ouate trempé dans une solution de cocaïne à 5 ou 10 0/0.

Si la dent à extraire n'est pas sensible au froid, nous faisons dans le même but une pulvérisation de coryl. Dès que la congélation apparaît et que la muqueuse blanchit, on fait la piqûre. Ce procédé a l'avantage d'être plus rapide que le premier. En outre, il restreint la circulation dans la région, ce qui rend l'action locale de la cocaïne plus efficace.

Pour bien se rendre compte de l'endroit exact où doit porter la piqûre et pour la faire d'une façon efficace, il faut savoir quels sont les tissus que l'on doit traverser. Nous rappellerons donc d'une façon rapide la disposition de la muqueuse gingivale. Cette muqueuse est d'ailleurs variable suivant les points où on l'examine. D'une façon générale, elle est intimement unie au périoste du maxillaire, au niveau de la portion alvéolaire des mâchoires et il est difficile de l'en séparer; elle appartient ainsi à la classe des fibro-muqueuses et a pour caractères essentiels d'être dure, épaisse et résistante, enfin d'être peu riche en vaisseaux.

Au niveau de la base des alvéoles, le périoste du maxillaire fournit à chaque alvéole un prolongement qui adhère par une de ses faces aux parois de la cavité et de l'autre à la dent. Nous n'insisterons pas davantage ici sur la structure du ligament alvéolo-dentaire. D'autre part, également au niveau de la base des alvéoles, la muqueuse s'épaissit, embrasse le collet des dents et rencontre ainsi une partie de la couronne en formant autour d'elle un anneau ou même un cylindre de trois millimètres de hauteur remarquable par son épaisseur et sa consistance analogues à celle d'un fibro-cartilage et très souvent enflammé. Nous engageons le lecteur à se reporter aux traités d'anatomie de façon à bien se pénétrer d'une façon précise de la disposition des tissus de cette région.

A la voûte palatine, la muqueuse est encore plus unie au périoste dans toute son épaisseur et cette union est si profonde et si intime qu'on ne peut les séparer l'un de l'autre que par une dissection tout à fait artificielle que M. le professeur Tillaux déclare aussi impossible.

On sait que la gencive se réfléchit sur la face interne des joues et des lèvres en formant un cul-de-sac qui limite en haut et en bas le vestibule de la bouche. A ce niveau, la muqueuse abandonne par conséquent le périoste, on trouve une couche de tissu conjonctif lâche qui s'infiltre très facilement et qui va en augmentant d'épaisseur d'autant plus qu'on s'éloigne de la portion alvéolaire proprement dite.

Il résulte que, pour que l'injection soit efficace, il faut qu'elle soit faite au niveau où la muqueuse, et le périoste adhèrent intimement, par conséquent pas trop près du collet, ni surtout trop près du cul-de-sac gingivo-labial ou gingivo-génien.

Au moment de faire la piqûre, la seringue est tenue à la façon d'une plume à écrire de façon à permettre de prendre un point d'appui résistant sur le maxillaire avec les autres doigts. On fait pénétrer l'aiguille dans la muqueuse en un point situé à peu près à égale distance entre le bord libre de la gencive et l'endroit présumé où doit se trouver la pointe de la racine, plutôt plus près du collet, comme Loup l'a conseillé, et on la pousse obliquement par rapport à la région médiane du maxillaire. Cette piqûre doit être peu profonde, elle doit être faite non sous le derme, mais dans l'intérieur du derme de la muqueuse. L'expression d'injection hypodermique doit donc être remplacée ici par celle d'intradermique. On pousse alors très doucement le piston sans secousse et toujours avec une extrême lenteur de façon à laisser au liquide injecté le temps de pénétrer à travers les mailles du tissu. On doit d'ailleurs éprouver de la résistance pour faire l'injection ; quelquefois, cette résistance est très grande. On enfonce l'aiguille peu à peu, doucement, en s'efforçant de la maintenir toujours dans l'épaisseur du derme, c'est-à-dire superficiellement. Si l'injection est faite dans ces conditions, on voit, au fur et à mesure qu'on pousse le piston, la muqueuse devenir blanche sur une certaine étendue et le centre de cette zone blanche peut être représenté par le point où a porté la piqûre.

Cependant, deux écueils doivent être évités : ou bien on n'enfonce pas assez l'aiguille ou on l'enfonce trop ; si on ne l'enfonce pas assez, on voit la muqueuse se soulever à ce niveau, mais non dans toute son épaisseur ; il se forme une ampoule analogue à celle que produirait une brûlure sur la peau. Cette sorte d'ampoule est presque transparente et nettement limitée. Si l'on continue à pousser le piston, l'ampoule crève et le liquide s'échappe dans la bouche. Si l'on retire l'aiguille à temps et qu'on mette le doigt sur la piqûre de façon à empêcher le liquide de sortir, l'anesthésie sera encore suffisante. A certains endroits, en particulier au niveau de la première grosse molaire, les injections sont parfois difficiles à faire d'une façon parfaite. A ce niveau, la fibro-muqueuse est très mince, tandis que la muqueuse abandonnant le périoste laisse entre elle et lui un lacis de tissu conjonctif qui s'infiltre facilement, d'autant plus que là encore viennent se perdre les dernières insertions du muscle buccinateur.

Si l'on enfonce l'aiguille trop profondément ou trop perpendiculairement, elle vient buter contre l'os et on la retire épointée sans avoir pu le plus souvent faire pénétrer le liquide.

On peut être sûr que l'injection sera efficace, partant l'anesthésie excellente, si le piston est dur à presser. Parfois, on croirait que la canule de la seringue est obstruée, tant il faut presser sur le piston pour faire entrer une quantité très minime de liquide. Si on sent le liquide pénétrer sans effort, le mieux est de retirer l'aiguille et de faire une autre piqûre, car c'est l'indice que l'aiguille n'est pas correctement enfoncée dans le tissu de la muqueuse ou bien qu'il y a une fuite à l'endroit où elle est vissée au corps de la seringue.

Combien doit-on faire de piqûres et peut-on établir une règle à ce sujet? Il est bien difficile de donner à cet égard des indications précises, le mieux est d'agir selon chaque cas particulier. Le seul principe qu'on peut formuler est qu'il faut entourer la dent d'une zone d'anesthésie, ce qui amène à multiplier les piqûres; quand les dents voisines existent, on ne peut faire d'injections que sur les régions alvéolaires externes et internes. Généralement, dans ce cas, il est le plus souvent nécessaire de faire plusieurs piqûres de chaque côté. Elles sont, il est vrai, très suffisantes quand on fait l'injection dans une muqueuse saine, serrée et résistante. Mais la plupart des dents que nous enlevons ont déterminé des accidents inflammatoires qui, s'ils ne sont plus aigus au moment de l'extraction, ont cependant laissé la muqueuse plus ou moins affectée. Aussi, si l'on fait l'injection dans un tissu mou, flasque, fongueux et infiltré, il devient nécessaire de faire plusieurs piqûres.

C'est ainsi que l'on constate souvent ce fait. Une seule piqûre bien faite, suivie d'une injection d'un tiers de centigramme à la voûte palatine suffit le plus souvent pour obtenir une bonne anesthésie parce que la muqueuse y est ordinairement très dense, tandis que du côté de la face externe de l'alvéole, il faut souvent faire plusieurs piqûres.

Si les dents voisines n'existent pas, s'il en manque une ou si elles manquent toutes les deux, on fera une piqûre à l'endroit de la dent disparue, voisine de celle que l'on veut extraire, piqûre qui ne devra pas être

faite perpendiculairement au bord alvéolaire mais parallèlement à la muqueuse. Dans les cas, par conséquent,
où il s'agit d'une dent isolée, on aura à faire quatre
piqûres en tout, correspondant chacune à la face externe,
interne, mésiale et distale de la dent à enlever. Ces
dernières piqûres ne sont d'ailleurs pas douloureuses.
Lorsqu'on a fait des injections internes et externes en
anesthésiant la muqueuse par la réfrigération ou par
une solution de cocaïne à 5 0/0, la zone d'insensibilité
permet de faire les piqûres suivantes sans aucune douleur. Généralement, et bien que cette pratique soit assez
couramment suivie, nous ne plaçons le doigt sur la
piqûre pour empêcher le liquide de ressortir que dans le
seul cas que nous avons indiqué précédemment. Cela
est inutile dans la plupart des cas, le liquide n'a pas de
tendance à sortir quand on a eu de la peine à le faire
entrer. Il s'échappe seulement lorsqu'il n'a pas pénétré
dans le derme et surtout lorsqu'on obtient une sorte
d'ampoule. Dans ce cas, en retirant de suite l'aiguille,
le liquide ressort par le petit orifice, absolument
comme lorsqu'on perce une ampoule avec une aiguille.

Certains praticiens recommandent de mettre le doigt
sur l'endroit où la piqûre a été faite, non seulement
après l'injection, mais au moment même où on la pratique, de façon à avoir la sensation de soulèvement de
la muqueuse et être certain que l'injection a pénétré
dans les tissus. Nous ne sommes pas de cet avis. La
coloration blanche que prennent les tissus indique que
l'injection est bien faite. D'autre part, il est déjà souvent fort difficile d'écarter les joues et de repousser la
langue avec la glace. On a une tendance à le faire
quand on pratique l'injection dans la partie du bord
alvéolaire externe qui correspond à la deuxième et à

la troisième grosse molaire supérieures et dans la partie du bord alvéolaire interne qui correspond aux grosses molaires inférieures; en haut, on est alors gêné par la joue, surtout lorsque le malade ouvre la bouche largement; en bas, on est gêné par la langue. L'application de ce procédé est par cela même difficile et peu pratique.

Lorsque nous faisons seulement deux injections, une à la face externe, une à la face interne, nous recommandons un petit point de technique intéressant. L'aiguille est enfoncée dans les tissus, sa pointe tournée du côté du périoste ; on pousse alors l'injection de manière à obtenir la zone blanche désirée ; puis, on fait faire à la seringue une demi-révolution en avant et on continue l'injection. On obtient ainsi un demi-cercle d'ischémie dont une moitié est superposée à la première. On fait faire à la seringue une rotation complète de façon que la surface de section qui était tournée en avant regarde en arrière et on pousse de nouveau l'injection. Il se forme une troisième zone d'ischémie dont une partie se superpose encore à la première. Nous avons ainsi plusieurs zones d'ischémies superposées précisément dans cette région où l'analgésie doit être la plus parfaite. Cette formation de zones concentriques toute théorique qu'elle paraisse dans sa description n'en est pas moins vérifiée dans la pratique et ce procédé donne de bons résultats. S'il est vrai qu'on est parfois obligé de multiplier les piqûres pour arriver à l'ischémie désirée, il ne faut jamais oublier qu'on doit les réduire au minimum. La région où elles ont été faites sans mesure se recouvre rapidement de sang, il est ennuyeux et long d'arrêter cette petite hémorrhagie, d'autant plus qu'avec quelques précautions on aurait pu facilement l'éviter.

En prenant ces divers soins, nous pourrons affirmer, d'après une longue expérience, que la dose d'un centigramme est toujours suffisante pour une extraction normale et que l'anesthésie est au moins égale à celle qui est produite par quatre ou cinq injections faites d'une façon quelconque et cela dans les mains de n'importe quel opérateur qui voudra bien suivre scrupuleusement ces indications.

C'est ici qu'il convient de dire quelques mots d'une méthode récemment appliquée qui consiste à combiner les effets des préparations surrénales, de l'adrénaline en particulier, à la cocaïne. L'adrénaline, comme on sait, possède des propriétés locales vaso-constrictives énergiques, au point qu'après un simple badigeonnage avec la solution au millième on a pu obtenir en quelques minutes une ischémie locale telle que les opérations dans les cavités nasales, si promptes à saigner, ont été faites sans que le malade perdît une goutte de sang. On s'est demandé s'il n'y avait pas avantage à utiliser cette action vaso-constrictive pour ischémier la région où l'on doit ensuite pratiquer l'anesthésie. Nous avons vu en effet qu'en retardant la diffusion de la cocaïne on favorise son action analgésique. En outre, comme nous le verrons plus loin, la cocaïne agit mal sur les tissus enflammés congestionnés et elle est souvent infidèle quand on l'injecte dans les tissus mous. Dans ce cas, l'extrait surrénal a l'avantage de produire l'ischémie temporaire, si nécessaire à une bonne anesthésie. Voici les indications que Battier et de Nevrezé ont données sur cette méthode. Ces auteurs emploient la cocaïne en solution à 1 0/0, associée à l'extrait surrénal en solution à 5 0/0. Pour une anesthésie, ils prennent un centimètre cube renfermant : 1° une partie de la solution d'extrait surrénal : 25 centigrammes ; 2° trois parties de la solution de cocaïne : 75 milligrammes. Grâce à la vaso-constriction intense obtenue, les auteurs ont pu arriver à une anesthésie complète et pratiquer des extractions, même laborieuses, sans la moindre douleur. Voici maintenant les conclusions qu'ils tirent de leurs observations :

1° La gencive s'anémie pour devenir complètement blanche dès le début de l'injection.

2° Pas de saignement à la piqûre et la solution injectée ne ressort plus.

3° Pas d'hémorrhagie, même chez les hémophiles, après l'extraction, ce qui permet d'opérer à blanc et de pratiquer facilement la recherche parfois laborieuse des racines.

4° Anesthésie possible et parfaite dans les tissus enflammés et malades, plus durable et plus complète que dans les tissus sains.

5° Jamais de collapsus cardiaque ni d'anémie cérébrale consécutive, ni de refroidissement des extrémités, mais au contraire, et ce fait tient à l'action de l'extrait sur la pression sanguine.

6° Systoles cardiaques plus énergiques ; bruits du cœur mieux frappés.

Vaso-dilatation périphérique consécutive se traduisant par des bouffées de chaleur et légère rougeur de la face et des extrémités.

Cette méthode pourra donc être employée, mais en pratique nous y avons rarement recours, parce que nous pensons que la petite hémorrhagie qui suit l'extraction est le plus souvent salutaire et explique le si petit nombre de cas d'infection alvéolaire à la suite d'extractions pratiquées dans des conditions d'antisepsie déplorables.

Cette application combinée de la cocaïne et des préparations surrénales a été faite avec grand succès dans la chirurgie nasale.

Les injections faites, une dernière question se pose. Combien de temps faut-il attendre pour opérer? Autrefois, on posait en principe qu'il fallait attendre cinq minutes pour laisser agir la cocaïne. Il n'est plus nécessaire aujourd'hui d'attendre aussi longtemps, vu qu'une injection faite avec les soins qu'elle demande exige déjà un certain temps. Si l'on pratique plusieurs injections en dedans et en dehors de la dent, par doses fractionnées, même en opérant une ou deux minutes, après la dernière injection, il n'en existe pas moins un intervalle de cinq minutes entre le commencement et la fin de l'opération. En principe, il est préférable de ne pas attendre l'expiration de cette période de cinq minutes, pendant lesquelles le malade est en proie à une certaine appréhension, malgré ce qu'on peut lui dire pour le rassurer. En résumé, il faut attendre deux ou trois minutes au plus pendant lesquelles on s'entretient avec le patient de manière à tenir constamment son esprit en éveil et à éviter cette anxiété pré-opératoire. On lui montre qu'il ne perçoit plus la piqûre de l'aiguille, ce qui produit déjà souvent sur lui un excellent effet moral; on lui recommande de se rincer la bouche sans arrêt avec la solution boriquée. Bien rares sont les cas dans lesquels l'analgésie tarde à se produire. On peut cependant rencontrer des sujets chez lesquels l'analgésie cocaïnique se produit plus rapidement que chez d'autres.

Tels sont les procédés et les indications qui nous ont paru les plus rationnels dans tous les cas où il s'agit d'une muqueuse saine et où la piqûre doit porter dans une région facilement accessible. L'ensemble de ces cas forme heureusement une assez forte majorité ; toutefois, à côté de ces exemples communs où l'analgésie se fait dans des circonstances qui la rendent facile, il en est d'autres moins favorables qui exigent quelques modifications à la technique. C'est ce qui arrive par exemple quand la gencive est fongueuse et lardacée, quand elle est décollée, quand la dent à enlever est atteinte de périostite, quand elle a occasionné des abcès ou une fistule ou lorsqu'elle est située dans une région d'abord difficile.

Ce sont ces divers cas dont nous allons nous occuper et que nous allons discuter de manière à compléter nos indications techniques.

Si la gencive est fongueuse ou se décolle, il est difficile de faire la piqûre dans de bonnes conditions ; on y arrive cependant en tenant compte scrupuleusement des indications que nous avons données et des remarques qui suivent.

On choisira d'abord parmi les aiguilles celles qui sont les plus fines, de façon à réduire au minimum le traumatisme et éviter l'hémorrhagie et en injectant le liquide le plus lentement qu'il sera possible. Dans ce but, on pourra s'aider du petit écrou mobile vissé sur la tige du piston de la seringue.

L'inflammation de la gencive reconnaît souvent comme cause principale la présence du tartre et c'est également aux endroits où il existe qu'on aura le plus de difficulté à faire la piqûre. On sait que le tartre se dépose d'une façon générale aux endroits où la mastication se fait peu ou pas, au collet des dents qui sont le plus mal nettoyées par les mouvements de la langue, c'est-à-dire à la face externe des dents en général et d'une façon plus spéciale de celles qui sont le plus rapprochées de l'orifice des canaux excréteurs des glandes salivaires, (face externe des grosses molaires supérieures, face interne des incisives et canines inférieures).

Il résulte de là que l'injection sera surtout difficile à faire sur le bord alvéolaire externe des dents en général et au niveau du bord alvéolaire interne des incisives et des canines inférieures. Bien rarement, il est nécessaire d'extraire les dernières ; ce sont, on le sait, les dents qui présentent le moins de tendance à la carie. Elles disparaissent presque toujours à un âge avancé, quand la raréfaction des procès alvéolaires les rend chancelantes et mobiles. Leur avulsion est alors insignifiante au point de vue de la douleur, il n'y a donc pas d'intérêt à s'attarder à ce dernier cas.

Pour les injections au niveau du bord alvéolaire, interne, comme la gencive est épaisse et souvent fongueuse dans la région du collet, on n'aura qu'à s'éloigner un peu de ce point et on arrivera souvent, avec un peu d'attention, à trouver le derme de la muqueuse. Toutefois, on devra éviter de faire la piqûre dans le cul-de-sac qui est formé par la gencive et les lèvres ou la joue ; à ce niveau, en effet, la muqueuse est séparée du périoste par une couche de tissu cellulaire lâche, qui s'infiltre, comme nous l'avons signalé précédemment, avec une grande facilité, et on ne peut plus trouver le derme qu'avec beaucoup de peine. D'ailleurs, nous avons vu que pour la piqûre du côté interne, où la muqueuse est saine le plus souvent, on peut n'employer qu'un tiers de la seringue et réserver les deux autres tiers pour les piqûres du côté externe. Ces piqûres externes faites un peu plus loin du collet doivent être pratiquées dans la direction des nerfs qui se rendent à la dent qu'on veut extraire.

Dans tous les cas où l'on se trouve en présence d'une gencive fongueuse, on ne peut prétendre toujours obtenir une anesthésie complète en employant la cocaïne seule, on doit seulement chercher à lui faire rendre son maximum d'effet. Ce sera le cas d'essayer la méthode combinée des injections d'extrait surrénal ou d'adrénaline avec les injections de cocaïne. Même avec la cocaïne seule on réussira déjà à produire une grande atténuation de la douleur et, pour rester fidèle à une ancienne méthode, nous verrons qu'on peut arriver à une insensibilité absolue en combinant ensemble les injections de cocaïne et la réfrigération par le coryl.

Quand il y a périostite et surtout périostite intense, la gencive est le plus souvent hypérémiée et surtout enflammée du côté externe, on fera l'injection comme nous l'avons exposé, en s'efforçant de pousser doucement de manière à ne pas perdre de liquide et en maintenant toujours l'aiguille dans le derme. Dans ce cas, la cocaïne employée seule est bien préférable, car la douleur persiste après l'extraction, et comme l'analgésie produite par la cocaïne varie de 10 à 15 minutes, elle atténue cette sensation douloureuse, tandis que l'insensibilité produite par la réfrigération cesse avec cette dernière, c'est-à-dire en quelques secondes.

S'il existe un abcès au niveau de la dent et que la collection purulente soit déjà nettement formée, il faudra prendre certaines précautions en faisant la piqûre et cela pour deux raisons. Non seulement la piqûre est très douloureuse mais elle ne produit pas d'anesthésie quand elle est mal faite. La principale précaution à prendre est de ne pas pénétrer dans la poche purulente; il s'y produit alors une hypertension des liquides enfermés dans cette poche, qui amène une douleur intense.

On doit donc faire la piqûre dans la paroi de l'abcès. La chose semble tout d'abord difficile, mais l'expérience démontre qu'on y arrive assez facilement. Si on s'aperçoit qu'on a pénétré dans la cavité, le mieux est de retirer l'aiguille et de faire une autre piqûre dans un autre point.

Nous recommandons, dans ce cas, de faire la piqûre à une certaine distance de l'endroit où la muqueuse est soulevée par l'abcès, de même que dans les cas où la périostite amène la formation d'une bande rouge par suite de l'inflammation de la muqueuse, il est indiqué de commencer à faire la piqûre à l'endroit où le tissu est sain, dans le voisinage le plus proche ; puis on se rapprochera peu à peu de la région malade.

Nous verrons dans le chapitre suivant qu'on peut aussi dans ce cas combiner l'action de la cocaïne à celle des pulvérisations de coryl, d'autant plus que, comme dans le cas de périostite, l'extraction n'est pas seule douloureuse, mais que le traumatisme au niveau de la poche amène encore une douleur qui persiste pendant quelques minutes au moins après l'extraction.

Quand il existe une fistule s'ouvrant sur la gencive, au niveau d'une dent que l'on veut enlever, on constate souvent que le liquide injecté ressort par l'orifice fistuleux. Cet accident est très facile à comprendre et partant à éviter. L'issue du liquide indique que l'aiguille a pénétré entre l'os et la gencive et, comme au niveau de l'orifice fistuleux la fibro-muqueuse est souvent détachée et décollée de l'os, le liquide sous pression fuse le long des parois et ressort par l'orifice fistuleux aussitôt et sans avoir produit l'analgésie.

On n'a qu'à retirer l'aiguille et à pénétrer moins profondément, on sera certain d'être dans le derme quand on sentira une résistance à l'injection et que le liquide n'aura plus de tendance à s'échapper par l'orifice fistuleux.

Nous venons de passer rapidement en revue les divers cas où un processus inflammatoire quelconque a amené une modification des tissus paradentaires ; dans d'autres circonstances, les difficultés tiennent à l'emplacement de la dent.

Les plus grandes difficultés que l'on rencontre sont celles qui surgissent quand il faut faire la piqûre au niveau du bord alvéolaire externe correspondant à la deuxième et à la troisième grosse molaire supérieures et pour analgésier la région de la deuxième et de la troisième grosse molaire inférieures.

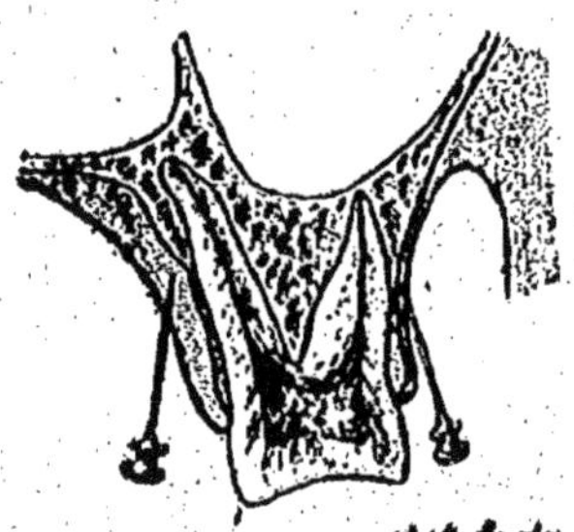

Fig. 2.

Quand on veut faire une injection au niveau de la deuxième et de la troisième grosse molaire supérieures sur la face externe, il faut enjoindre au malade de ne pas ouvrir trop largement la bouche parce qu'en le faisant il déterminerait une contraction du muscle buccinateur qui viendrait s'appliquer contre les bords alvéolaires externes et qui masquerait ainsi complètement le champ opératoire. Aussi, aura-t-on soin de lui recommander de n'ouvrir la bouche que modérément. On pourra de cette façon passer un miroir dans la demi-boucle formée par la joue et la gencive qui recouvre le bord alvéolaire ; ce miroir écartera la joue et éclairera en même temps le point où l'on fait la piqûre. Il est quelquefois même plus facile de tourner la glace du miroir vers la joue, ce qui facilite mieux encore les derniers temps de l'opération en donnant plus de place pour se mouvoir.

Il est préférable, dans ce cas particulier, de se servir d'une aiguille courbe, ce qui permet de voir dans le miroir la pointe de l'aiguille que l'on pourra diriger à son gré. Il devient facile par ce moyen de vérifier si la muqueuse blanchit, s'il ne se forme pas de boule d'œdème.

Nous croyons qu'il vaut mieux opérer de la sorte que de placer sur la gencive un doigt qui n'est pas toujours

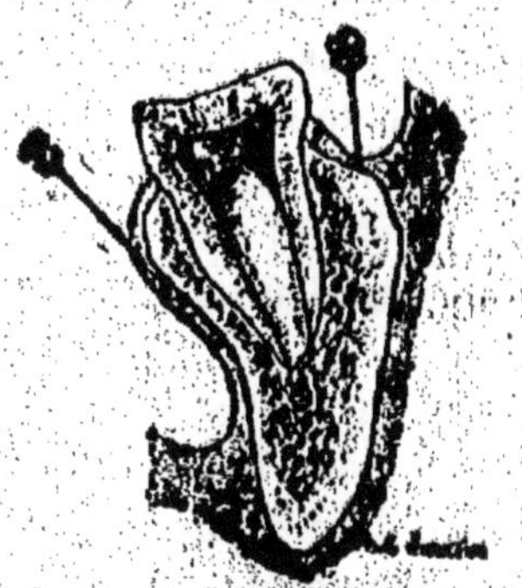

Fig. 3

aseptique, afin de la sentir se soulever. Le schéma ci-joint montre mieux que la plus longue description, la difficulté matérielle que l'on rencontre pour faire l'injection au niveau des deux grosses dernières molaires inférieures. La coupe verticale que nous représentons a été pratiquée entre la deuxième et la troisième grosse molaire. Outre qu'en opérant au fond de la cavité buccale, il est très difficile de s'éclairer parfaitement, le contact de la glace sur la base de la langue ou sur la joue provoque chez certains sujets un réflexe nauséeux fort gênant pour l'opérateur. Lorsqu'on fait la piqûre, on constate que l'aiguille en dehors vient buter dès qu'elle a pénétré contre le contrefort osseux formé par la ligne oblique externe : d'où il suit qu'on doit faire l'injection parallèlement à la muqueuse, ce que l'on arrive à obtenir avec une aiguille courbe.

En dedans, il existe au contraire une dépression considérable, limitée en haut par la partie postérieure de la ligne mylo-hydoïdienne. Là encore, il ne faut pas faire l'injection profondément, il faut enfoncer l'aiguille courbe de deux ou trois centimètres au plus, de façon que la surface de section seule disparaisse parallèlement à la gencive et près du collet de la face linguale de la dent. Si on veut faire l'injection plus bas, l'aiguille passe au travers de la muqueuse qui tapisse la crête osseuse et vient ressortir au-dessous de cette crête, d'autant plus facilement que la muqueuse est peu épaisse à ce niveau.

Ces précautions sont d'autant plus nécessaires à prendre pour rendre indolore l'extraction des deux dernières molaires que celles-ci sont solidement maintenues dans leurs alvéoles et que, dans le cas où le liquide ne pénètre pas dans les tissus, il se répand dans la bouche, parfois jusque dans le voisinage de l'isthme du pharynx, où sa saveur amère cause au malade une sensation particulièrement désagréable.

Dans l'immense majorité des cas d'extraction difficile, par suite de périostite, d'abcès, de fistules, d'accidents de la dent de sagesse, etc., nous avons obtenu des résultats suffisants, malgré ces difficultés, en employant deux, trois et quatre centigrammes de cocaïne en solution au centième, naturellement en mettant le malade dans la position horizontale absolue, comme je le fais toujours si la dose dépasse un centigramme en solution au centième.

Nous avons longuement développé les détails de la technique des injections, le nombre des piqûres, la façon dont elles doivent être faites suivant la région, suivant certaines dispositions normales ou pathologiques, en un mot toutes les considérations auxquelles prête le manuel opératoire des injections qui jouent un rôle important à bien connaître et peuvent faire varier les résultats dans des proportions considérables. Nous conclurons en disant : Le résultat de l'anesthésie dépend pour la plus grande part du manuel opératoire de l'injection. Un centimètre cube de la solution fraîchement préparée de chlorhydrate de cocaïne au centième dans de l'eau distillée nous paraît nécessaire et suffisant pour la pratique dans l'immense majorité des cas et ne peut amener d'accidents. La position horizontale est absolument nécessaire quand on injecte plus d'un centigramme de cocaïne.

Avant ou après l'opération, le malade doit absorber un cordial ou prendre un repas et être laissé dans la position horizontale pendant un quart d'heure au moins, si l'on n'a injecté qu'un centigramme de cocaïne dans un centimètre cube, et pendant deux ou trois heures même si l'on a employé une dose supérieure dissoute dans l'eau, et d'autant plus longtemps que la dose aura excédé un centigramme.

CHAPITRE IX

Anesthésie locale par réfrigération.

L'anesthésie par la réfrigération constitue la méthode
d'anesthésie locale la plus anciennement connue, parce
qu'elle est née d'une observation facile à faire, à savoir
que le froid intense supprime la sensibilité dans les
régions qu'il frappe. Cependant, ce ne fut qu'assez tard
qu'il vint à l'idée d'un médecin anglais, James Arnott,
de Brighton, d'utiliser le froid comme anesthésique. En
France, il fit part à Velpeau de ses premières tentatives
et c'est de ces essais communs que naquit la méthode
de réfrigération par le mélange de glace et de sel si
populairement appliquée à l'ongle incarné jusqu'au
moment de la découverte d'anesthésiques locaux plus
faciles à manier. Il était tout naturel qu'on cherchât à
utiliser cette méthode des mélanges réfrigérants pour
supprimer la douleur de l'extraction des dents et
M. George présenta à ce sujet un mémoire à l'Académie
de médecine, le 9 décembre 1856. Il employait un appareil compliqué qui agissait dans le sens cherché par
une sorte de manchon qui entourait la gencive. Les difficultés d'application, l'action mal limitée du froid,
firent abandonner ce procédé.

On a également utilisé l'éther sous forme de pulvérisations avec l'appareil Richardson, mais, outre qu'il est difficile de l'empêcher de se diffuser dans la cavité buccale, son action réfrigérante, en raison de son évaporation relativement lente, n'est pas assez rapide, de sorte que l'on n'obtient pas facilement la congélation nécessaire pour produire l'anesthésie. Cependant on pourra se servir de ce liquide pour les extractions des incisives, des canines et des prémolaires. L'emploi du pulvérisateur de Richardson a permis de se servir de l'éther comme moyen de réfrigération locale mais, depuis l'application d'autres liquides donnant une réfrigération plus rapide, l'éther a été à peu près abandonné comme moyen d'anesthésie locale et n'a plus guère à ce point de vue qu'une valeur historique.

Avant d'entrer dans l'exposé des divers procédés de réfrigération locale employés actuellement, il est bon, croyons-nous, de dire un mot du mode d'action du froid en tant qu'agent d'anesthésie locale.

Le froid agissant sur une région accessible limitée, comme cela a lieu dans le mode d'anesthésie par la réfrigération, porte son action sur tous les éléments du tissu ; d'abord sur les terminaisons nerveuses, ainsi qu'en témoignent les effets sur la sensibilité. En abaissant suffisamment la température du tissu, l'agent réfrigérant met les terminaisons nerveuses et les filets nerveux centripètes qui en partent dans l'impossibilité d'accomplir leurs fonctions en supprimant les échanges dans ces éléments. La transmission des sensations périphériques ne se fait plus parce qu'il n'y a plus d'organes pour les recevoir. En outre, le froid excite violemment les nerfs vaso-constricteurs, ce qui détermine la contraction spasmodique énergique de tous les petits vaisseaux. L'anémie locale est telle que la partie sou-

mise à la réfrigération devient exsangue, plus qu'ané-
mique, blanche. Cette anémie locale, conséquence de
la vaso-constriction, a pour effet immédiat de supprimer
l'apport nutritif dans les éléments dont la fonction
nutritive se trouve d'ailleurs également abolie par suite
même de l'action du froid sur le protoplasme. L'anesthésie qui résulte de la suppression fonctionnelle et
même nutritive des éléments nerveux et vasculaires
dure aussi longtemps que les éléments n'ont pas
recouvré leurs fonctions et que les échanges ne se sont
pas rétablis, ce qui a lieu en général en moins d'une
minute après que l'on a supprimé l'action de l'agent
réfrigérant. C'est cette action complexe que le chirurgien utilise lorsqu'il a recours à l'anesthésie locale par
le froid. Cette anesthésie par sa durée, ou plutôt parce
qu'il importe pour les tissus qu'elle ne soit pas longue,
ne peut être utilisée que pour les opérations de courte
durée, comme l'opération de l'ongle incarné, de l'extraction des dents. Si on entretenait en effet trop longtemps la réfrigération et en somme la perte momentanée
des fonctions du tissu, on risquerait de voir cette perte
devenir définitive et se traduire par le sphacèle, c'est-
à-dire la mort définitive des éléments, tout comme
dans les congélations par le froid. Pratiquement, cette
conséquence n'est pas à craindre pour des opérations
qui n'ont jamais qu'une courte durée. Cependant, nous
ferons accessoirement remarquer que la perte de vitalité
peut devenir immédiatement définitive si l'agent réfrigérant est d'une intensité trop grande d'action; cela
s'est vu avec le chlorure de méthyle dont l'action
directe, même très rapide, a pu produire souvent des
escharres de la peau. Mais ce que nous avons dit
du mode d'action du froid sur les tissus fait facilement

comprendre comment la réfrigération produit l'analgésie.

Aujourd'hui, on utilise pour produire la réfrigération locale une série de liquides que nous allons examiner et qui possèdent la propriété de produire un froid plus intense que l'éther et le mélange de glace et de sel, par suite de leur point d'ébullition très peu élevé et toujours au-dessous de la température ambiante.

On sait qu'on peut abaisser le point d'ébullition d'un corps en diminuant la pression qu'il supporte et qu'inversement on peut élever le point d'ébullition du même corps en lui faisant supporter une pression supérieure à la normale. De telle sorte qu'un corps dont le point d'ébullition serait par exemple de un degré à la pression normale pourrait encore affecter l'état liquide, même à une température supérieure, s'il était soumis à une pression plus considérable. En d'autres termes, grâce à la pression qu'on leur fait supporter, des liquides dont la température d'ébullition est de plusieurs degrés inférieure à 0 degré gardent leur état liquide. Ce sont ces considérations qui ont permis l'emploi de ces sortes d'anesthésiques qui rendent aujourd'hui de si réels services.

Leur mode d'action est très simple. Lorsqu'un liquide s'évapore, il absorbe de la chaleur et produit du froid. Cette absorption de chaleur ou cette production de froid est la conséquence nécessaire du changement d'état. L'abaissement de température ainsi produit est d'autant plus marqué que le liquide est plus volatil et que sa chaleur latente de vaporisation est plus grande. La chaleur latente de vaporisation est la quantité de chaleur qu'un liquide volatil absorbe sous l'unité de poids pour se convertir en vapeur sans changer de température. Regnault, qui a étudié quelques liquides de volatilité moyenne tels que l'éther, le chloroforme, le sulfure de carbone, a trouvé que leur chaleur de vaporisation est très inférieure à celle de l'eau. Lorsque le travail de la vaporisation s'effectue spontanément, c'est-à-dire en dehors de l'action d'un foyer fournissant la chaleur, il consomme une quantité de chaleur sensible qui est prise au liquide non vaporisé et aux corps voisins. C'est la quantité de chaleur ainsi consommée qui représente la production du froid et elle est nécessairement proportionnelle au travail effectué ou, ce qui revient au même, à la quantité de vapeur produite. On peut s'en convaincre facilement en versant sur la boule d'un thermomètre entouré de mousseline des liquides de volatilité différente tels que l'eau, l'alcool, le sulfure de carbone, l'éther, etc. On reconnaît ainsi que le refroidissement du thermomètre est en rapport avec la volatilité du liquide employé.

Le refroidissement ainsi produit est susceptible d'atteindre une grande valeur numérique et son mode de production est si simple que l'industrie en a tiré parti pour la production artificielle de la glace, par exemple, pour l'évaporation de l'acide sulfureux liquide dans les procédés industriels.

Dans cet ordre d'idées, le choix de la substance était nécessairement limité parce qu'il fallait employer à la fois un corps chimiquement inactif et capable de produire un abaissement de température compris entre des limites convenables.

En art dentaire, on a plus spécialement employé les chlorures de méthyle et d'éthyle. On s'est servi pour la pratique d'autres opérations du bromure d'éthyle pour produire la réfrigération. Certainement l'emploi de ce liquide constituait un progrès sur l'éther, parce qu'il a une température d'ébullition très inférieure à celle de l'éther et que, d'autre part, ses vapeurs ne s'enflamment pas. Néanmoins, la réfrigération produite n'est pas aussi intense qu'avec le chlorure de méthyle et d'éthyle, ce qui fait que son emploi a paru moins avantageux.

Chlorure de Méthyle. — Le chlorure de méthyle, CH3CL, appelé aussi éther méthylchlorhydrique ou formène monochloré est à la température et à la pression ordinaires un gaz incolore, d'une odeur éthérée, très soluble dans l'alcool, assez soluble dans l'eau. Le chlorure de méthyle se liquéfie sous l'action d'une pression de 6 atmosphères ou d'un froid de 30 degrés ; à l'état liquide, il entre en ébullition à la température de 23 degrés au-dessous de 0. On le conserve dans des récipients métalliques capables de supporter une haute pression. Ce corps a été employé pour la première fois en médecine générale par le professeur Debove pour le traitement de la sciatique et en chirurgie dentaire par le Dr Dubois.

La nécessité d'employer des appareils à parois très épaisses et par conséquent pesants et difficiles à manier, [illegible] le froid [illegible] est [illegible] employé couramment en [illegible], d'une manière directe tout au moins. En projetant le jet de chlorure de méthyle pulvérisé sur la boule d'un thermomètre, on obtient un abaissement de 53 degrés et même de 60 au-dessous de 0. Il en résulte que la réfrigération se produit très rapidement et d'une façon intense sur les tissus de sorte qu'il n'est pas facile de la régler. On dépasse rapidement le degré de congélation et on s'expose à désorganiser les tissus et à produire des escharres plus ou moins profondes. Cette circonstance aurait suffi pour faire abandonner l'emploi du chlorure de méthyle si l'on n'avait imaginé des moyens détournés qui permettent de mieux régler l'intensité de la réfrigération. Le procédé du stypage, imaginé par Bailly, permet d'éviter ces accidents. Le chlorure de méthyle est appliqué par l'intermédiaire de tampons d'ouate garnis à leur surface de bourre et de mousseline de soie ; les tampons sont portés par une plaquette de bois ou d'ébonite fixée au bout d'un manche. Cet appareil porte-tampon constitue le stype. Le chlorure de méthyle est directement projeté sur le tampon appliqué à l'orifice du siphon. Lorsque ce tampon est suffisamment imbibé de liquide, on l'applique très rapidement deux ou trois secondes sur la région à anesthésier. La réfrigération varie d'abord en intensité suivant la durée d'application du tampon, ce qui permet de graduer la réfrigération et de s'arrêter avant que celle-ci soit assez intense pour produire la désorganisation des tissus. A la suite de la réfrigération brusque des parties touchées, la peau blanchit et devient insensible.

Dans l'application dentaire, MM. Galippe et Lebrun se sont servis du chlorure de méthyle pour obtenir l'analgésie dentaire. Le liquide est versé directement dans un verre ou mieux dans un récipient spécial dit thermo-isolateur parce qu'il empêche l'accès de la chaleur et retarde l'évaporation du liquide. M. Galippe verse dans le récipient un mélange de chlorure de méthyle et d'éther. On trempe alors dans ce liquide un double stype garni de deux tampons d'ouate entourés de bourre de soie puis on les applique sur les côtés externe et interne de la gencive pendant une ou deux minutes ou plutôt jusqu'à ce que se produise sur la gencive une tache blanche parcheminée. Si en enlevant la pince porte-tampon la tache n'est pas produite, on réapplique l'instrument jusqu'à ce qu'on obtienne cette tache, ce qui arrive généralement au bout de quelques secondes. L'anesthésie est complète et se produit très rapidement.

M. Galippe assure n'avoir que très rarement observé la mortification de la muqueuse et, lorsqu'elle s'est produite, elle était absolument superficielle et n'avait pas plus d'importance que celle qui est déterminée par l'application d'un caustique à base d'iode. M. le D' Pietkiewicz nous a dit obtenir également de bons résultats avec ce procédé. Toutefois la méthode ne s'est pas généralisée. Il est en effet toujours un peu difficile de graduer la réfrigération, de la localiser, de la faire plus ou moins intense à tel ou tel endroit, d'éviter sûrement la mortification de la muqueuse, et, dans le cas d'abcès dentaire, la pression est douloureuse. Aussi a-t-on donné le choix à des liquides ou à des mélanges que le degré d'ébullition rend plus maniables

Chlorure d'éthyle. — Le chorure d'éthyle, appelé aussi éthyle C^2H^5 CL est un liquide incolore, d'une odeur éthérée, légèrement alliacée, peu soluble dans l'eau, soluble en toute proportion dans l'alcool. Il bout à 12° 5' au-dessus de 0 et brûle avec une flamme bordée de vert en dégageant de l'acide chlorhydrique. On l'obtient en distillant de l'alcool saturé d'acide chlorhydrique. Son point d'ébullition étant assez bas, mais supérieur à celui du chlorure de méthyle, on est obligé de le conserver dans des récipients à fermeture hermétique, n'exigeant pas cependant une aussi grande solidité, la pression étant moins forte. En 1866, Rottenstein eut l'idée d'employer le chlorure d'éthyle associé à l'éther pour produire l'anesthésie locale et il assure avoir obtenu d'aussi bons résultats. Ses essais cependant n'eurent pas d'écho et auraient été tout à fait oubliés si les réfrigérants n'avaient été étudiés à nouveau avec l'éther et le chlorure de méthyle. En 1890, Rougier, de Lyon, avait employé avec succès les pulvérisations de chlorure d'éthyle contre les douleurs du zona. A la même date, le chlorure de méthyle était essayé comme moyen d'anesthésie locale dans l'extraction des dents par les dentistes de Genève. En 1891, Redard publiait une communication sur une nouvelle méthode d'anesthésie locale par le chlorure d'éthyle et Meng l'utilisait à la clinique de l'École dentaire de Paris.

On eut à cette époque d'autant plus volontiers recours au chlorure d'éthyle que beaucoup de dentistes peu instruits de l'emploi correct de la cocaïne et effrayés des accidents mis sur son compte préférèrent recourir à cet agent absolument inoffensif.

Comme le chlorure d'éthyle est d'un prix élevé et qu'il importe d'en ménager la déperdition, on a imaginé divers appareils qui se résument tous en la forme d'un récipient terminé par une partie effilée percée d'un trajet capillaire par lequel le liquide s'écoule en un mince filet et fermée hermétiquement par un bouchon métallique à vis, garni en général d'un morceau de cuir ou de caoutchouc, pour assurer la fermeture. M. Bengué a fourni ainsi des ampoules de verre, contenant environ 30 grammes de liquide et se bouchant par un bouchon à vis lorsqu'on s'est servi de l'instrument. Le col est oblique par rapport à l'axe du récipient. Leur inconvénient principal consistait surtout dans leur fragilité. La tension des vapeurs à 10 degrés étant représentée par une colonne de mercure de 99 centimètres et augmentant rapidement avec la température, ce récipient pouvait se briser facilement dès qu'il subissait un choc un peu fort, d'où une petite explosion risquant de projeter des éclats de verre dans toutes les directions. Cet accident nous est arrivé à nous-même à la suite d'un choc reçu par l'ampoule en la replaçant et il peut d'autant plus facilement se produire que l'on est obligé de se presser pour opérer afin de profiter de l'analgésie passagère produite par le froid. Aussi le récipient de verre est-il remplacé par un récipient métallique qui n'offre pas cet inconvénient.

Voici comment nous faisons l'application du chlorure d'éthyle pour l'extraction des dents : On sèche la gencive avec de l'ouate hydrophile ou de l'amadou et on dispose dans la cavité buccale des tampons d'ouate pour se garantir de la salive et éviter de projeter le jet par un mouvement involontaire du côté de l'isthme du gosier.

On prend à pleine main l'ampoule en ayant soin de maintenir toujours en bas la partie par laquelle doit sortir le jet, afin que le liquide puisse s'échapper par l'orifice du tube de verre à lumière capillaire dont nous avons parlé plus haut.

On dirige alors le jet sur la serviette qui recouvre la poitrine du patient afin de voir sa direction et on l'amène rapidement au niveau de la région gingivale sur laquelle on veut agir en s'efforçant de le tenir à une certaine distance de la gencive. De cette façon, on évite le risque d'envoyer un peu de liquide dans l'œil du patient, au commencement de l'émission du jet, puisqu'on le guide à sa volonté. Cet accident n'a d'ailleurs pas de suite, il donne une douleur assez vive mais ne produit aucune lésion. De plus, lorsque le jet arrive au niveau de la région, l'ampoule est déjà assez éloignée de la muqueuse et l'on a une sorte de pulvérisation bien préférable au jet de liquide. En effet, lorsqu'on tient l'ampoule trop près de la région à anesthésier, le liquide s'étale sur cette région, se mêle avec la salive, d'où anesthésie moins profonde, et se diffuse dans l'intérieur de la bouche sur une certaine étendue, d'où anesthésie moins localisée. La congélation ne se produit pas immédiatement, on la provoque et on la fait apparaître plus rapidement si on peut se faire aider en faisant éponger au fur et à mesure la portion de la muqueuse sur laquelle on agit, avec des tampons d'ouate que l'on recommande de presser fortement sur la gencive.

D'autre part, la compression chasse le sang et par conséquent une source de chaleur incessante qui entrave le refoidissement, et d'autre part l'ouate hydrophile absorbant le liquide l'empêche de se diffuser dans l'intérieur de la bouche. Il faut continuer assez longtemps à diriger le jet de l'ampoule sur la portion de la muqueuse, pour que le refroidissement soit suffisamment intense et étendu en profondeur ; on ne risque pas d'accident de mortification de la muqueuse à cause du peu de rapidité avec laquelle se produit le refroidissement et la sensation de froid n'est pas douloureusement perçue par le malade, précisément à cause de cette lenteur.

Il arrive qu'au bout de quelques instants la main de l'opérateur étant assez élevée et sans point d'appui se fatigue, tremble et dirige le jet moins fermement ; nous conseillons de prendre un point d'appui en rapprochant la main de la tête, ce qui évitera encore la diffusion du jet. Une fois la congélation apparue, on peut étendre en quelque sorte la zone blanche qui se forme, on passe sur l'autre face de la gencive et on procède de la même façon ; puis on continue le refroidissement tantôt d'un côté de la région alvéolaire, tantôt de l'autre.

Lorsque toutes les parties ont été refroidies suffisamment et que la congélation persiste, on dépose l'ampoule rapidement dans le verre d'eau phéniquée qui se trouve sur la tablette en ayant soin de diriger l'orifice du côté opposé au patient et à soi-même, puis on opère. Il est encore mieux de confier à un aide l'ampoule pour visser le couvercle.

Nous avons employé longtemps le chlorure d'éthyle et nous en avons souvent retiré de bons effets ; quand on a l'habitude de le manier et qu'on attend assez longtemps, on peut obtenir avec lui une anesthésie assez bonne, qui atténuera beaucoup la douleur et qui sera d'autant plus efficace qu'on aura pu agir plus directement sur la région. Malheureusement, son emploi se limite à la région tout antérieure de la mâchoire ; il est difficile, même avec l'ampoule recourbée, d'atteindre une portion un peu éloignée de l'orifice de la bouche. De plus, il est également difficile et même impossible d'empêcher le liquide de couler dans la bouche et de se diffuser dans la salive.

Quoi qu'il en soit, nous nous servons assez souvent encore de ce procédé, même en ayant le coryleur à notre disposition, principalement dans les extractions de débris de racines qui ne sont pas solidement implantées, et pour anesthésier la gencive avant d'y faire une injection de cocaïne ou des scarifications, surtout lorsque nous avons des patients craintifs, timorés, que la vue du coryleur pourrait effrayer.

Sauvez

MÉLANGES DE CHLORURE DE MÉTHYLE ET DE CHLORURE D'ÉTHYLE, CORYL, ANESTHYLE.

Nous avons vu que le chlorure de méthyle est difficile à employer en chirurgie dentaire comme anesthésique pour l'extraction des dents, à cause de son action trop intense; nous avons vu que le chlorure d'éthyle était également peu pratique pour une opération peu importante, à cause de la lenteur de sa réfrigération.

Aussi a-t-on cherché à trouver un corps qui produise une réfrigération moins forte que le premier de ces corps et plus intense que celle du second. On est arrivé à ce but en se basant sur l'importance du point d'ébullition du liquide. Nous allons voir par suite de quelles considérations sur les propriétés physiques du corps on a pu obtenir ce résultat.

Lorsque, dans les conditions ordinaires, on élève suffisamment la température du liquide pour que sa tension de vapeur soit égale à la pression qu'il supporte, ce corps entre généralement en ébullition, c'est-à-dire qu'il émet des bulles de vapeur qui, prenant naissance au sein du liquide, viennent crever à sa surface.

Sous une même pression, les divers liquides ont des points d'ébullition très différents. On a trouvé certains rapports entre la composition du liquide et son point d'ébullition: ainsi dans les composés organiques, l'addition des groupes CH_2 élève le point d'ébullition de N fois une constante C. Cette constante, fixe pour des corps de même fonction, varie avec celles-ci. Elle n'élève le point d'ébullition des acides anhydres que de 12 degrés 5 pour chaque groupe CH2 ajouté, tandis que lorsque l'addition est effectuée sur les éthers chlorhydrique, bromhydrique, iodhydrique, elle l'augmente de 25 à 30 degrés. En général la substitution d'un équivalent de chlore à un d'hydrogène élève le point d'ébullition de 20 à 70 degrés. Le remplacement d'un de CL par un de BR l'élève de 20 à 30 degrés et celle de I à un de CL l'élève de 40 à 60.

Quoique ces nombres ne soient pas rigoureux, ils nous montrent que parmi les carbures d'hydrogène, les plus volatils sont ceux qui renfermeront le moins de groupes CH2 et que, parmi les éthers hallogéniques de ces carbures, l'éther chlorhydrique sera le plus volatil. Après lui viendra l'éther bromhydrique, puis l'éther iodhydrique, de telle façon que l'éther le plus volatil sera celui qui sera formé par l'action du carbure renfermant le moins de groupe CH2 sur le chlore.

Le point d'ébullition des deux liquides varie suivant que ces deux corps sont ou non nuisibles l'un à l'autre. Dans le premier cas, la température d'ébullition dépend à la fois des proportions respectives des deux corps dans le mélange et de leur tension de vapeur. D'ailleurs, la température n'est pas très fixe. En opérant de façon à garder aux liquides en expérience une température constante, M. Alluard a trouvé les résultats suivants :

Mélange d'éther et de sulfure de carbone.

Poids de Sulfure de carbone pour 1 d'éther.	Point d'ébullition à la pression de 760 millimètres.
0	35,5
2	38
3,8	39,8
5,4	41,7
10	43
20	45,5
Sulfure de carbone pur.	47,7

Mélange d'alcool et d'eau.

Poids de l'eau pour 1 d'alcool	Température d'ébullition à la pression de 760 millimètres
0	78,5
1,5	82,85
3	84,05
5	86,2
8	87,25
10	89,9
20	93,2
30	94,45
60	97,2
Eau pure.	100

Quand les liquides mêlés ne se dissolvent pas, la température d'ébullition peut être inférieure à celle du liquide le moins volatil. Ainsi Regnault a signalé qu'un mélange à volume égal d'eau et de sulfure de carbone commence à bouillir à 43 degrés sous une pression de 751 millim. 3. Ces résultats nous montrent clairement que quand on opère sur des liquides solubles l'un dans l'autre le mélange bout à des températures intermédiaires entre les deux points d'ébullition extrême des constituants.

C'est en se basant sur ces considérations que MM. Joubert et C⁰ ont utilisé les premiers sous le nom de coryl, un mélange de chlorure de méthyle et de chlorure d'éthyle.

Nous examinerons le coryl au chapitre suivant ; nous dirons auparavant quelques mots d'un mélange de ce genre qui est connu dans le commerce sous le nom d'anesthyle.

Anesthyle. — Le corps dénommé ainsi par son inventeur, le Dr Bengué, est un mélange de chlorure de méthyle et de chlorure d'éthyle fait dans certaines proportio... qui font que le mélange bout à 0 degré. Il est enfe...é dans un réservoir de cuivre nickelé contenant environ 120 grammes du produit ; ce réservoir, à parois résistantes, a déjà un grand avantage sur les ampoules de verre au point de vue de la fragilité. Il présente à l'une de ses extrémités un orifice disposé comme pour les ampoules dont nous avons parlé et situé à l'extrémité d'un col droit ou oblique par rapport à l'axe du réservoir. Nous l'avons essayé depuis longtemps pour l'extraction des dents ; le manuel opératoire est absolument le même que celui que nous avons décrit pour le chlorure d'éthyle ; son action nous a paru plus intense ; la congélation apparaît plus vite, le refroidissement est plus intense.

Nous sommes persuadé que son emploi ne peut que se généraliser et qu'on peut s'en servir avec avantage dans tous les cas où on avait recours au chlorure d'éthyle, à cause de son action plus rapide, de la plus grande quantité de liquide contenue dans le réservoir, de la solidité plus grande du récipient, et aussi du prix de revient moins élevé.

Toutefois, au point de vue de notre pratique toute particulière, les avantages de l'anesthyle ne pourront pas être mis en parallèle avec ceux du coryl, non pas uniquement à cause de la composition du corps lui-même mais à cause de l'appareil qui le contient.

Ce qu'il nous fallait, en effet, pour notre chirurgie spéciale, ressort des inconvénients que nous avons signalés en parlant de l'emploi du chlorure de méthyle et du chlorure d'éthyle.

Pour que nous puissions appliquer la réfrigération, il est nécessaire que nous possédions un appareil qui nous donne, non un jet de liquide, mais une pulvérisation amenant une réfrigération très rapide, sans toutefois être trop intense et qui nous permette d'agir dans toutes les parties de la cavité buccale et de localiser l'action du refroidissement d'une façon précise. Nous avons trouvé toutes ces conditions réunies dans le coryleur, ce qui fait que nous nous en servons le plus souvent.

Coryl. — Tenant absolument à ne nous en rapporter qu'à nous-même, pour parler des propriétés et de la composition du coryl, nous avons fait les expériences suivantes avec le concours de notre excellent ami M. Halphen, chimiste expert au Ministère du Commerce.

Le corps enflammé brûle avec une flamme verdâtre sur les bords en produisant un dépôt de charbon et une mise en liberté d'acide chlorhydrique ; il renferme donc un composé chloré.

Pour la détermination de son point d'ébullition, nous introduisons une certaine quantité du produit dans un tube à essai ; puis, après y avoir ajouté un fragment de pierre ponce afin d'obtenir à la température ambiante (22 degrés) une ébullition régulière, nous plongeons dans le liquide le réservoir d'un bon thermomètre à mercure qui nous a indiqué pour l'échantillon sur lequel nous opérions que ce point d'ébullition était à 4°4 Pour savoir s'il s'agissait d'un corps simple ou d'un mélange, nous avons laissé l'ébullition se pour-suivre et l'examen du thermomètre nous a montré que la température augmentait progressivement sans sauts brusques mais régulièrement, et cela jusqu'à atteindre une température de 11°6, qui peut être regardée comme le maximum quoique l'ascension du thermomètre se produise encore mais avec une extrême lenteur.

»Nous avons du reste contrôlé la valeur de notre méthode en opérant sur l'acide sulfureux liquide et sur le chlorure d'éthyle.

Il reste ainsi démontré que le coryl est un mélange de deux produits miscibles l'un à l'autre et bouillant : l'un à une température inférieure à 4 degrés, l'autre à une température voisine de 11°6'. Comme les produits dont il s'agit sont des composés chlorés, ils ne peuvent être que les chlorures d'éthyle (bouillant à 12°5) et le chlorure de méthyle (bouillant à (23°7) mélange dans lequel le chlorure d'éthyle domine. Au fur et à mesure de l'emploi, le liquide con-tenu dans le coryleur s'appauvrit en chlorure de méthyle si bien qu'à la fin il est composé de chlorure d'éthyle presque pur. En effet, les résidus ont des points d'ébullition voisins de 12 degrés.

Toutefois, la tension des vapeurs du reste de chlorure de méthyle maintient une pulvérisation aussi forte et parfaitement suffisante ; nous avons constaté que la pression dans l'intérieur de l'appareil était au moins de 3 atmosphères.

Le coryl est donc un liquide inflammable comme le chlorure d'éthyle maintenu liquide sous une pression qui est au moins de 3 atmosphères à la température ordinaire des appartements ; il est constitué par un mélange de chlorure d'éthyle et de chlorure de méthyle dans des proportions qui sont seules connues exactement des fabricants, mais qui sont constantes parce qu'elles ont été choisies pour que le liquide entre en ébullition à une température voisine de 0 degré. L'odeur rappelle celle de ses deux composants. Dans le principe, le coryl a été expérimenté d'abord par le D' Dandin, puis par Martin. Mais son emploi pratique a été surtout étudié par M. d'Argent qui l'a employé pour les opérations dentaires à l'École Dentaire de Paris en 1803 et c'est de lui que nous avons tiré les premiers renseignements qui nous ont permis d'en faire de nombreuses et d'heureuses applications.

L'avantage ne vient pas uniquement des qualités du produit en lui-même, ces qualités n'auraient pas rendu son usage pratique si les inventeurs n'avaient en même temps fabriqué pour l'employer un petit appareil très ingénieux et beaucoup plus facile à manier, surtout dans notre art, que le siphon volumineux de chlorure de méthyle et que l'ampoule de chlorure de méthyle.

Coryleur. — Cet appareil porte le nom de coryleur c'est un siphon de dimensions plus ou moins restreintes contenant de 25 à 100 grammes de liquide ; il peut être facilement rempli au moyen d'un réservoir de 500 à 1.000 grammes que l'on peut avoir chez soi et faire remplir suivant les besoins ; ce siphon en métal inoxydable est nickelé, il est muni d'un robinet de précision avec lequel on peut régler à volonté le jet du liquide, ce qui permet de n'employer que la quantité strictement nécessaire.

Il est essayé à 8 atmosphères afin de donner la plus grande sécurité possible à l'opérateur, puisque, à la température normale de 15 à 20 degrés, le mélange reste liquide à une pression de 3 atmosphères environ.

Lorsque le coryleur est vide, on le remplit au moyen d'un réservoir contenant le produit que l'on fera bien de conserver dans un endroit qui ne sera pas exposé à une trop grande chaleur. Il est indispensable de posséder un réservoir à domicile, surtout si l'on emploie le petit siphon ne contenant que 25 grammes du liquide.

A l'orifice de sortie se vissent divers ajutages, sortes d'aiguilles du calibre d'un trocart à hydrocèle environ, de forme, de courbure et de longueur variables, à l'extrémité desquelles on visse une sorte de branche terminale, de forme également variable. Ces diverses branches sont à articulations simples reliées les unes aux autres par un écrou qui permet de monter très rapidement les ajutages que l'opérateur désire employer ; leur ajutement parfait assure une jointure hermétique.

Le coryl sort par l'extrémité d'une ampoule du volume d'un pois environ, vissée également sur l'extrémité ou les extrémités de la branche terminale. Ces articulations et ces vis ne sont pas une complication, on se sert en effet presque uniquement d'un ou deux

ajutages ; les différentes parties sont vissées les unes
sur les autres une fois pour toutes et on n'a pas à recommencer leur assemblage pour chaque anesthésie locale;
cette disposition peut d'ailleurs être transformée, elle a
pour but de permettre à l'opérateur d'obtenir telle ou
telle courbure qu'il désire, d'assurer le nettoyage facile
de l'instrument et son asepsie complète.

Parmi les différents modèles que nous avons vus,
modèles se terminant par un seul orifice ou par deux,
disposés chacun à l'extrémité d'une sorte de fourche,
nous avons choisi une aiguille assez recourbée pour
atteindre facilement toutes les parties de la bouche et
se terminant par un seul orifice; nous n'en employons
d'autres que très rarement. L'aiguille en forme de fourche nous avait séduit au premier abord, pensant prendre la dent en quelque sorte entre deux jets réfrigérants,
mais il nous paraît que la distance séparant chaque
ouverture de la muqueuse gingivale est trop restreinte.
Avec ce produit comme avec la plupart des réfrigérants,
comme avec le chlorure d'éthyle, par exemple, il est préférable de tenir le jet à une certaine distance de la partie à anesthésier.

Il existe aussi des ajutages destinés, non d'une façon
spéciale à l'anesthésie locale pour l'extraction des
dents, mais à l'anesthésie locale pour diverses opérations de petite chirurgie ; ces ajutages ne forment
qu'un tube unique de courbure suffisante pour tous les
cas, se terminant par une sorte de petite pomme d'arro-
soir qui permet d'étendre le territoire de l'anesthésie
locale ; ces aiguilles pourront être employées également
en art dentaire dans certains cas, quand on fait la réfrigération au niveau de la joue ou lorsqu'on cherche à
atténuer les douleurs de névralgie des nerfs dentaires.

L'appareil que nous venons de décrire, d'une contenance de 100 grammes environ, est très pratique pour l'art dentaire. On peut à la rigueur opérer seul, surtout quand on a l'habitude de régler l'appareil et qu'il s'agit des dents du maxillaire supérieur, mais pour les opérations sur la mâchoire inférieure, il faut avoir recours à un abaisse-langue que le malade tient lui-même ou à un écarte-lèvres. Nous préférons nous servir du siphon de 25 grammes que l'on a beaucoup mieux en main et auquel on peut ajouter le petit dispositif suivant : le robinet qui règle l'émission du jet de coryl est commandé par un levier qu'on écarte ou qu'on rapproche de l'axe du coryleur, suivant qu'on veut ouvrir largement ou arrêter le jet. Ce levier est terminé par un doigtier en métal qui peut être mû facilement par un doigt de la main qui tient le coryleur, de sorte que l'opérateur a une main libre avec laquelle il peut écarter soit la joue, soit la langue, beaucoup mieux que ne peut le faire un instrument ou un aide. Il existe encore un appareil avec lequel on obtient la pulvérisation à chaque extrémité du coryleur, de sorte qu'il n'est plus besoin de tenir le siphon dans la position indiquée plus loin, ce qui facilite le manuel opératoire.

Enfin d'autres modifications intéressantes ont été effectuées sur les coryleurs que l'on trouve actuellement chez les fournisseurs et ces appareils sont actuellement très facilement utilisables pour la chirurgie dentaire.

Manuel opératoire. — Tout étant prêt pour pratiquer l'extraction, le davier étant choisi pour la dent, la pince à racines en cas d'accident, etc. après avoir rassuré le malade et lui avoir expliqué ce qu'on va lui faire, on lui recommande de respirer par le nez et d'éviter les mouvements de déglutition jusqu'à la fin de l'opéra-

tion ; on lui a bien expliqué que l'anesthésie est passagère et qu'il devra se laisser faire sans hésitation quand
on prendra le davier. On lui fait rincer la bouche une
ou deux fois auparavant avec de l'eau boriquée, fraîche
autant que possible, pour refroidir déjà la région et
empêcher comme nous verrons, le changement trop
brusque de température.

On évite de coucher trop le malade sur le fauteuil et
de renverser la tête en arrière. La tête doit être droite,
quitte à la renverser rapidement au moment d'opérer,
s'il s'agit des dents à la mâchoire supérieure, afin
d'éviter que le coryl tombe dans la gorge, ce qui amène
la toux, oblige le malade à se déplacer pour cracher, et
par conséquent retarde la production de la congélation.

On a séché rapidement la muqueuse par un tampon
d'ouate qu'on peut laisser dans la cavité buccale du côté
de la langue et du palais ou dans le vestibule de la
bouche.

Ces précautions étant prises, on écarte d'une main la
joue, la lèvre ou la langue, suivant les cas, et, tenant
de l'autre le coryleur, on ouvre doucement le robinet
en dirigeant en bas l'orifice du siphon : on cherche à
obtenir une pulvérisation et non un jet, qu'on arrête dès
qu'on juge l'anesthésie obtenue.

Cette pulvérisation ne doit pas être trop forte et doit
être analogue à celle que l'on doit obtenir avec le pulvérisateur de Richardson pour une bonne anesthésie
locale avec l'éther. Dans les débuts de nos essais, nous
employions toujours trop de coryl ; nous sommes arrivé
à obtenir une anesthésie locale suffisante avec 4 ou
5 grammes environ ; on peut faire par conséquent au
moins 4 ou 5 extractions avec le coryleur de 25 grammes. La congélation est instantanée surtout lorsque le

coryleur est maintenu à 15 ou 20 degrés ; cette température minima se trouve toujours réalisée dans nos cabinets d'opération ; la congélation est d'autant plus rapide que la température ambiante est plus élevée. Nous avons vu que le refroidissement par le chlorure d'éthyle est plus lent à se produire et encore plus lent par l'éther qui bout à 35 degrés.

La pulvérisation doit être dirigée sur la gencive au niveau de l'emplacement présumé de la pointe de la racine de la dent à enlever. Il ne faut pas oublier que certaines racines ont une longueur considérable et que leur pointe est située, surtout chez certains sujets, à un niveau qui dépasse le cul-de-sac qui limite en haut et en bas le vestibule de la bouche ; on sait que ces considérations, surtout applicables à la canine, expliquent souvent pourquoi on rencontre tantôt une fistule cutanée et tantôt une fistule muqueuse. On doit donc refroidir fortement cette région en se dirigeant même vers l'origine des nerfs qui se rendent à la dent (pulpe, périoste et alvéole) ; c'est ainsi que pour les incisives et les canines supérieures on relèvera la lèvre supérieure et on commencera à coryler au niveau du cul-de-sac gingivo-labial pour agir sur les rameaux dentaires antérieurs et supérieurs ; pour les dents de la mâchoire inférieure, on dirigera le jet en remontant également vers l'origine du nerf dentaire inférieur. On se dirige ensuite vers le collet de la dent en passant au-dessus de celle-ci, on continue sur la gencive opposée en insistant également à l'endroit qui correspond à la pointe de la racine. On éloigne le jet de plus en plus pour éviter une action trop vive sur la muqueuse et l'anesthésie est complète en 15 à 20 secondes, à ce moment la dent et les gencives sont couvertes de glace ; nous verrons que le blanchiment ne doit pas être considéré comme un signe d'anesthésie et que l'anesthésie est d'autant plus complète que l'action du froid a été plus prolongée.

Le moment est venu d'opérer, on doit le faire le plus rapidement possible, en sachant qu'on peut compter sur une durée d'analgésie de 20 à 40 secondes; ce temps dépend de l'intensité du refroidissement, de la plus ou moins grande facilité avec laquelle on est arrivé à la congélation. Au début de l'opération, l'effort peut être énergique, on est certain que pendant les premiers instants le malade ne sent aucune douleur.

On a reproché aux réfrigérants de rendre la dent cassante, nous ne le pensons pas ; nous croyons que ce reproche vient de ce que l'opérateur ayant peur de voir son patient manifester des symptômes de sensibilité se presse trop; c'est ce qui explique le plus grand nombre de fractures.

Difficultés d'application. — Dans un grand nombre de cas, le coryl est assez difficile à appliquer pour obtenir une bonne anesthésie locale. Les enfants, les femmes, les craintifs sont effrayés par la vue du coryleur et surpris par la réfrigération, quand on ne les a pas rassurés à l'avance ; on les raisonnera, on leur expliquera ce qu'on va faire pour les empêcher de remuer quand on aura commencé le refroidissement. Lorsqu'on se trouve en présence d'une extraction qui paraît devoir être laborieuse, (grosse molaire découronnée à racines non séparées, par exemple), on fait deux ou trois applications de coryl successivement en faisant rincer très vivement la bouche entre chacune des applications. De cette manière, on amène un refroidissement profond et par conséquent plus efficace. D'ailleurs lorsque le malade commence à sentir la douleur, on suspend l'opération et on recommence l'application du coryl. Le sang gêne peu, l'action du froid arrête sa sortie des vaisseaux et le coagule ou plutôt le congèle immédiatement. Ces applications successives peuvent être renouvelées sans aucun danger; elles ne peuvent avoir aucune suite fâcheuse.

Il existe un inconvénient que l'on rencontre encore souvent pour l'application du coryl, soit lorsqu'il s'agit d'extraire une dent atteinte de carie perforante avec pulpe à découvert ou lorsqu'une des dents voisines est sensible au froid, soit par carie, soit par déchaussement. Dans ce cas, même sans prendre de précaution spéciale, si l'on a soin de diriger sa pulvérisation sur la gencive, à l'endroit présumé de la pointe de la racine de la dent que l'on va extraire et non sur la dent elle-même, on constatera, d'après les renseignements fournis par les malades intelligents, que la douleur au froid, que nous ne cherchons pas à contester d'ailleurs, est remplacée rapidement par un engourdissement de la région. On diminuera dans de fortes proportions cette douleur en bouchant la dent avec une boulette d'ouate recouverte d'une couche de cire. M. d'Argent, qui recommande cette manière de faire, avait imaginé des coiffes de caoutchouc qu'il emboîtait sur la couronne des dents pour les isoler du contact du froid.

Lorsque les dents ne sont pas séparées les unes des autres, ce qui est d'ailleurs normal, on ne peut placer ces coiffes. Nous nous sommes bien trouvé d'employer dans ce but un morceau de digue que nous fixions très rapidement sur une ou deux dents voisines avec un ou plusieurs clamps. En prenant ces précautions qui certainement compliquent le manuel opératoire, on arrive à une anesthésie très satisfaisante.

Toutefois, on ne peut empêcher absolument la sensation du froid, mais c'est là un désavantage inévitable de tous les anesthésiques par réfrigération.

Nous reconnaissons parfaitement que l'action du froid sur la gencive occasionne une sensation désagréable plutôt que douloureuse, même quand il n'y a plus de dent malade dans la région où on opère et, si on pousse la réfrigération un peu loin, cette sensation est analogue à une brûlure.

Tous les procédés disponibles ont un inconvénient mais celui-ci est peu important et l'expérience montre que dans l'immense majorité des cas la réfrigération est très bien supportée par les malades et qu'en prenant des précautions, on arrive à un résultat très satisfaisant au point de vue anesthésique.

Le siège de la dent est souvent une gêne également pour l'application du coryl. Lorsqu'il s'agit des dents de sagesse par exemple, il est difficile d'appliquer le coryl ; on risque d'en envoyer dans la gorge et il peut être dégluti ou inspiré ; là encore il faut prendre plus de précautions, se protéger par des tampons d'ouate empêchant la pulvérisation de s'égarer et faisant pour ainsi dire du stypage en même temps que la réfrigération directe.

La salive est gênante également et, chez certains sujets qui ont une sécrétion salivaire exagérée, il faut beaucoup de précautions pour empêcher la diffusion du coryl dans ce liquide, car cette diffusion entrave l'anesthésie. Il est également difficile d'employer le coryl dans le cas où les malades ne respirent pas du tout par le nez car, dans ce cas, ils inspirent les vapeurs de ce produit. Dans le début de nos essais, comme nous n'avions pas recommandé à une malade

de respirer uniquement par le nez et que, d'autre part,
n'étant pas encore familiarisé avec l'emploi du coryl,
nous faisions une pulvérisation beaucoup trop forte et
non localisée d'une manière suffisante, nous vîmes la
malade perdre connaissance et glisser du fauteuil. Elle
revint d'ailleurs à elle presque aussitôt. Dans ce cas,
il y avait eu inspiration du coryl, composé de deux
produits anesthésiques généraux, et la malade, vérita-
blement soumise à l'anesthésie générale, avait perdu
connaissance. A cette époque, on ignorait généralement les propriétés du chlorure de méthyle, mais le
chlorure d'éthyle était déjà employé comme anesthésique général. Toutefois, il ne faut pas croire à un danger imaginaire et être formel dans cette contre-indication. D'une part, on obtient, quand on en a l'habitude,
une anesthésie suffisante pour une extraction avec
4 ou 5 grammes de coryl et la quantité inhalée ne
peut donc être bien à craindre ; d'autre part, l'anesthésie par le chlorure d'éthyle n'est pas très dangereuse.

Le principal inconvénient, qui suffit pour défendre
absolument d'employer cette méthode d'une façon courante, comme certains praticiens l'ont proposé, est que
les corps employés ne sont pas préparés pour l'anesthésie générale et par conséquent manquent des conditions de pureté qui doivent toujours être recherchées
pour faire de l'anesthésie générale, si on ne veut pas
s'attendre à des accidents.

Contre-indication. — L'usage du coryl est contre-
indiqué lorsqu'on veut employer le thermo-cautère, car
ce corps est inflammable comme le chlorure d'éthyle.
Cette inflammabilité ne doit pas être oubliée et on doit
toujours l'avoir présente à l'esprit sous peine d'avoir
des accidents.

Dans le début, ayant employé le coryl pour une extraction et ayant eu besoin un quart d'heure après d'allumer une lampe à alcool, nous jetâmes sans y penser notre allumette enflammée dans le crachoir voisin du fauteuil, nous vîmes aussitôt s'en échapper une grande flamme qui était due à la combustion des vapeurs de coryl.

Nous n'avons parlé jusqu'ici que de son emploi pour les extractions ; faisons remarquer que, dans tous les cas où on aura à enlever une dent ou une racine peu solide paraissant être le point de départ de névralgie dentaire avec irradiations douloureuses plus ou moins étendues, le coryl devra être employé de préférence à la cocaïne, indépendamment de toute autre raison, car, dans ce cas, il agira non seulement comme anesthésique mais comme révulsif, de même qu'on emploie le chlorure de méthyle. Par l'action constrictive du froid sur les vaisseaux, on pourra encore, en employant le coryl, arrêter momentanément une hémorrhagie pour pouvoir tamponner la cavité alvéolaire. Nous ne parlerons pas de la plupart des autres petites opérations de chirurgie dentaire dans lesquelles on peut *a fortiori* supprimer ou diminuer la douleur au moyen de cet agent.

On a adressé au coryl le reproche que l'on a fait à tous les réfrigérants en général : d'exposer les tissus à la mortification. Nous n'avons jamais constaté aucun accident à la suite des cas dans lesquels nous l'avons employé. Ce reproche ne nous semble pas fondé et nous pensons qu'il suffit de prendre certaines précautions pour être absolument à l'abri de toute crainte.

Si l'on examine les raisons pour lesquelles on rencontre dans certains cas des accidents à la suite de congélation, on voit qu'ils sont le plus souvent dus, non au refroidissement en lui-même, mais à la rapidité plus ou moins grande avec laquelle la réaction a eu lieu. Chacun sait que les engelures se développent plus facilement chez les sujets qui, venus du dehors, exposent leurs pieds et leurs mains brusquement et sans transition à la chaleur du feu.

Tous les auteurs sont d'accord sur l'importance qu'il y a à éviter une action trop intense à la suite du froid. On a beaucoup exagéré ces dangers de gangrène à la suite de congélation et M. Perrin cite un cas entre autres où le refroidissement avait été poussé manifestement trop loin et où il n'y eut aucune suite. Il s'agissait d'une opération d'ongle incarné, l'orteil était complètement gelé, sonore comme du carton et cependant le retour de la circulation se fit normalement et il n'y eut pas d'accident consécutif.

Il ne faut donc pas redouter ce danger, tout en cherchant à l'éviter en modérant la rapidité du refroidissement, en graduant son intensité et en empêchant la brusquerie de la transition. Nous nous mettons en garde contre cette transition trop rapide en faisant rincer la bouche du patient avec de l'eau fraîche, glacée au besoin, plusieurs fois de suite avant et après l'opération.

Enfin, si nous étions obligé de pousser un peu loin la congélation et si nous avions des doutes sur le défaut de vitalité des tissus, tenant soit à une cause locale, soit à une cause générale, nous pourrions préparer un sachet de mousseline contenant de la glace pilée par exemple et alterner l'application de ce sachet avec le rinçage de la bouche par l'eau fraîche, afin de modérer la réaction. On ne doit pas d'ailleurs chercher à aller trop vite, non pas seulement pour empêcher une réaction trop vive, mais au point de vue de l'efficacité de l'anesthésie *à frigore* ; en effet, pour que cette anesthésie soit efficace, c'est-à-dire profonde, il faut que la réfrigération puisse être prolongée assez longtemps sans danger.

On peut encore, pour éviter l'action trop directe de l'agent sur les muqueuses, oindre la gencive d'une couche de vaseline boriquée ou d'un corps gras quelconque. Il ne faut pas croire que le blanchiment de la gencive soit le signe d'une anesthésie suffisante pour extraire une dent ; à ce moment la douleur n'existe plus, en effet, à la surface, pour une scarification ou pour une simple incision, mais au niveau des attaches d'une racine, la sensibilité n'est qu'atténuée, et, pour qu'elle s'efface totalement, il faut continuer la réfrigération.

Nous terminerons ce chapitre par cette conclusion que la réfrigération bien employée constitue un excellent procédé d'anesthésie locale pour une opération superficielle.

CHAPITRE X

Méthode mixte d'anesthésie locale. — Cocaïne et Réfrigération.

Certaines difficultés qui se rencontrent dans l'application des anesthésiques locaux et dont nous allons parler nous ont conduit à combiner dans certains cas la réfrigération aux injections de cocaïne. Chacune des méthodes d'anesthésie locale a ses indications et ses contre-indications, ses avantages et ses inconvénients, on peut se demander si certains inconvénients peuvent disparaître par l'association des deux procédés de manière à appliquer une méthode mixte consistant à appliquer la cocaïne et la réfrigération.

Nous avons vu, en effet, que l'on rencontre un certain nombre de cas dans lesquels il est difficile d'employer l'un ou l'autre de ces modes d'anesthésie, et d'autres où ils sont contre-indiqués. Nous allons voir si nous pourrons remplacer le coryl par la cocaïne dans les cas où la réfrigération sera difficilement applicable et réciproquement si le coryl pourra être employé lorsque les injections de cocaïne seront contre-indiquées ou peu faciles; nous examinerons ensuite s'il n'est pas possible de continuer ces deux procédés d'anesthésie locale et s'il n'en résulte pas certains avantages. En un mot, peut-on, soit avec le coryl seul, soit avec la cocaïne seule, soit au moyen de la méthode mixte, obtenir une anesthésie locale parfaite ou tout au moins suffisante? En outre, nous devons examiner quelles sont les indications de l'une et l'autre... La seule contre-indication absolue à l'emploi du coryl est le cas où l'on a besoin d'employer le cautère, à cause de l'inflammabilité du produit dont les vapeurs peuvent encore demeurer dans la bouche; dans ce cas, on emploiera la cocaïne.

Viennent ensuite une série de cas où il est plus ou moins avantageux de le remplacer par la cocaïne :

1° Lorsque le sujet ne respire pas facilement par le nez, à cause de l'inspiration pénible par le malade de vapeurs de ce corps. Nous avons vu d'ailleurs ce qu'il fallait penser de cet inconvénient et qu'on pouvait l'éviter le plus souvent.

2° Lorsqu'il s'agit d'un enfant ou d'un homme très craintif, d'une femme nerveuse, parce que la vue de l'appareil, la sensation de froid, les vapeurs produites dans la bouche les effraient et ne laissent pas le temps d'obtenir une anesthésie suffisante.

La vue de la seringue de Pravaz, au contraire, n'a rien qui soit capable d'effrayer ; même la douleur de la piqûre peut être supprimée par un badigeonnage de la muqueuse, et l'injection ne produit pas de sensation désagréable comme celle du froid par le coryl.

3° D'autre part, a-t-on affaire, ce qui est fréquent, à une dent dont la pulpe est sensible au froid ou qui est voisine de dents sensibles, la réfrigération par le coryl est pénible à supporter ; or, si la pulpe est sensible, c'est qu'il n'y a pas encore de carie au quatrième degré, qu'il n'y a encore ni abcès, ni fistule ; la cocaïne agira donc parfaitement dans ce cas et c'est une double raison pour la préférer.

Il est vrai de remarquer que c'est surtout dans la clientèle hospitalière qu'on extrait souvent des dents dont la pulpe est à découvert. Dans la clientèle particulière, on n'extrait que très rarement des dents arrivées à ce degré de carie et on doit le faire le moins possible.

4° Lorsque la douleur produite par l'extraction doit persister longtemps, comme dans le cas de périostite ou pour une opération de longue durée, comme par exemple pour l'extraction d'une grosse molaire à racines non séparées, l'anesthésie par le coryl est insuffisante comme durée ou nécessite plusieurs reprises ; la cocaïne dont l'action dure beaucoup plus longtemps, dix minutes environ, est préférable.

5° Lorsque la dent à extraire est une deuxième ou troisième grosse molaire, que l'opérateur n'a pas une grande habitude de l'emploi du coryl, que le malade pusillanime n'est pas suffisamment docile et fait des mouvements de déglutition ou d'inspiration par suite de l'irritation causée par le coryl dans la région de l'isthme du gosier, on pourra encore employer de préférence la cocaïne.

Nous le recommandons surtout pour anesthésier la région des molaires inférieures, surtout lorsque le malade a une sécrétion salivaire exagérée ; dans ces cas, le coryl se diffuse dans la salive ; il bout dans la cavité buccale et, tout en amenant un grand refroidissement, on n'obtient pas la congélation.

Nous venons d'énumérer les cas dans lesquels la cocaïne peut être employée de préférence au coryl. Voyons maintenant si réciproquement dans les cas où la cocaïne est contre-indiquée ou difficilement applicable on pourra la remplacer par le coryl.

La cocaïne est contre-indiquée dans les cas que nous avons mentionnés plus haut : chez les cardiaques, chez les sujets dont le myocarde est malade ou qui ont une affection aortique, chez les névropathes, chez les anémiques, chez les débilités, chez les malades atteints d'affections aiguës ou chroniques des voies respiratoires, pendant la grossesse, la lactation.

Dans tous ces cas, au contraire, l'anesthésie par le coryl ne présente aucun danger.

Voici, d'autre part, les cas où le coryl peut remplacer avantageusement la cocaïne :

1° L'injection de cocaïne est assez difficile à bien faire lorsque la gencive est fongueuse ou décollée; or, cette consistance spéciale de la muqueuse gingivale se rencontre plus spécialement au niveau du bord alvéolaire externe et c'est précisément à cet endroit qu'on peut le mieux appliquer le coryl, puisque le vestibule de la bouche est facilement accessible. Il paraît donc tout indiqué de remplacer l'une par l'autre.

2° Lorsqu'il existe un abcès, cet accident est toujours occasionné par une dent le plus souvent atteinte de carie perforante infectée, de carie du quatrième degré; par conséquent, la pulpe n'existe plus et la sensibilité au froid a complètement disparu; donc, le coryl peut être employé et d'autant plus avantageusement que l'abcès se forme presque toujours, sauf pour les incisives latérales supérieures, du côté du bord alvéolaire externe, et vient proéminer dans le vestibule de la bouche justement là où la réfrigération est le plus commode à faire.

Les mêmes remarques sont applicables pour les fislules gingivales qui représentent d'ailleurs un degré plus avancé du cas précédent, étant elles-mêmes presque toujours consécutives à un abcès.

3° Quant aux difficultés tenant au siège de la dent à extraire, elles existent aussi bien pour le manuel opératoire des injections de cocaïne que pour celui du coryl. On vient de voir par ces considérations les indications plus spéciales de l'un ou l'autre mode d'anesthésie, et on a vu également qu'on pouvait obtenir, en employant isolément l'un ou l'autre procédé, une anesthésie locale suffisante.

Mais en outre il est souvent possible et avantageux de les employer en même temps ; c'est la méthode mixte. Les effets anesthésiques s'ajoutent, mais non les dangers d'intoxication. Nous employons cette méthode depuis longtemps et avec des résultats très satisfaisants. C'est ainsi que nous avons le plus souvent recours à la cocaïne pour insensibiliser la partie interne du bord alvéolaire, où l'anesthésie par réfrigération n'est pas toujours facile à obtenir, et nous employons le coryl pour anesthésier la partie externe de ce bord seul ou concurremment avec la cocaïne.

Cette manière de faire nous permet d'assurer une anesthésie absolue sur l'un des côtés de la dent à enlever, puisque nous pouvons injecter au besoin seringue entière de la solution au centième de chlorhydrate de cocaïne de ce côté, et d'obtenir également une insensibilité complète de l'autre côté, puisque nous pouvons refroidir cette région sans avoir besoin de déplacer la pulvérisation et sans avoir besoin de la faire dévier du côté de l'isthme du gosier.

Enfin, dans beaucoup de cas, nous employons le coryl, quoique nous ayons fait une injection de cocaïne dans la région, pour être certain d'obtenir cette analgésie complète que le malade nous réclame et nous mettre à l'abri de toute cause d'irrégularité dans l'action de la cocaïne pouvant tenir à l'instrument, au produit, à l'état du point injecté, au manuel opératoire.

On a vu quelle était la rareté des cas où l'anesthésie générale était indiquée en art dentaire et nous venons de montrer comment on peut arriver à obtenir une insensibilité absolue par la cocaïne et le coryl, seuls ou associés. Nous ne prétendons pas que l'anesthésie par le coryl soit absolument indolore, mais il suffit de connaître les malades pour savoir que la plupart préféreraient beaucoup éprouver une sensation beaucoup plus désagréable encore et ne pas sentir le contact du davier qu'ils redoutent si fortement. On utilisera donc le plus possible le coryl ou, d'une façon générale, la réfrigération par pulvérisation, principalement chez les malades dont l'état général ne nous semble pas excellent, car il ne présente aucun danger, et on n'emploiera la cocaïne, qui est cependant le meilleur anesthésique local, comme durée et comme puissance, que dans les cas où l'anesthésie par réfrigération serait difficilement praticable.

Ce sera un moyen d'éviter les risques d'infection, si petits qu'ils soient, quand on prend les précautions que nous avons indiquées, mais qui existent toujours quand on fait pénétrer un instrument et un liquide dans les tissus. On évitera aussi les risques d'accident chez des personnes affaiblies ou qui peuvent être prédisposées à la syncope après une injection de cocaïne. On a beaucoup, nous l'avons vu, exagéré les inconvénients de la cocaïne qui, correctement appliquée, est absolument dépourvue de tout danger. Aussi, après les innombrables cocaïnisations qui ont été faites seulement par quelques dentistes et que M. Reclus évalue à plus de 70.000 sans avoir eu à enregistrer un seul accident grave, nous ne comprenons pas pourquoi quelques chirurgiens comme Lucas Championnière, Berger, Du Jay, Galippe, peuvent rester convaincus des dangers de l'emploi de la cocaïne. La méthode mixte permet encore de restreindre la dose de cocaïne, d'en retarder la diffusion, et, par conséquent, de réduire les inconvénients au minimum tout en obtenant une excellente anesthésie. Pour nous, cette méthode mixte, injection de cocaïne et réfrigération, est la meilleure méthode d'anesthésie locale pour l'extraction des dents.

CHAPITRE XI

Un nouvel anesthésique local : la stovaïne.

Nous sommes très heureux de pouvoir présenter aujourd'hui un nouvel anesthésique local qui paraît appelé à supplanter le chlorhydrate de cocaïne, qui, jusqu'ici, était le meilleur des anesthésiques locaux utilisés dans notre spécialité.

Ce nouveau produit s'appelle « *la Stovaïne* » et est une combinaison chimique nettement définie, par conséquent stable et non un mélange instable. Il a été tout récemment présenté à l'Académie de médecine dans la séance du mardi 28 mars 1904 et a été découvert par un chimiste français, M. Fourneau.

Avant de présenter ce nouvel anesthésique, nous ne pouvons nous empêcher de rappeler une phrase tirée du livre si clair et si précis du Dr Reclus (L'anesthésie localisée par la cocaïne).

« La première question qui se pose, lorsqu'on exa-
« mine la valeur d'un anesthésique, est le danger qu'il
« fait courir, et toute substance nouvelle qui veut se
« substituer à une ancienne doit prouver qu'elle est
« moins meurtrière. Si la cocaïne provoque autant de
« décès que le chloroforme et l'éther, elle est jugée :
« nul n'en voudra, quels que puissent être ses autres
« mérites. »

En conséquence, si nous suivons le conseil de ce maître en anesthésie, la première question qui se pose est d'examiner la toxicité de la stovaïne par comparaison à la toxicité de la cocaïne, d'après les expériences physiologiques faites avec ces deux corps.

Pour que des expériences comparatives aient de la valeur, il est nécessaire que les animaux utilisés soient sensiblement de même âge, de même poids (autant que possible de la même portée) et qu'ils soient soumis à un régime alimentaire identique. C'est dans ces conditions que les expérimentateurs se sont placés.

Voici quelques-uns de leurs résultats résumés :

Cocaïne-lapin 2 k. 100. Injection d'une solution à 1 0/0 par voie intra-veineuse.

3 h. 43' reçoit 2 c.c. dans la veine auriculaire.
3 h. 55' — 2 c.c. — —
4 h. 5' — 2 c.c. — —
4 h. 15' — 2 c.c. — —
4 h. 25' — 2 c.c. — — mort instant.
              ‾‾‾‾‾‾‾
              10 c.c.

Stovaïne-lapin 2 kilogrammes. Injection d'une solution à 1 0/0 par voie intra-veineuse.

3 h. 50' reçoit 2 c.c. dans la veine auriculaire.
3 h. 55' — 2 c.c. — —
4 h.   — 2 c.c. — —
4 h. 5' — 3 c.c. — —
4 h. 20' — 2 c.c. — —
4 h. 25' — 2 c.c. — —
4 h. 30' — 2 c.c. — —
4 h. 35' — 2 c.c. — —
4 h. 38' — 1 c.c. — —
4 h. 43' — 1 c.c. — —
4 h. 47' — 1 c.c. — —
              ‾‾‾‾‾‾‾
              20 c.c.

L'animal a survécu.

Le lapin est un animal très peu sensible à l'action de la cocaïne. Il en est de même pour la stovaïne. Au contraire le cobaye réagit très vivement à l'intoxication cocaïnique.

Cobaye de 640 grammes, reçoit en injection intra-péritonéale 3 c.c. 1/2 de solution de chlorhydrate de cocaïne à 1 0/0 (soit 0,0547 par kilogramme).

L'injection est faite à 5 h. 57, l'animal meurt à 6 h. 10.

Cobaye de 620 grammes, reçoit en injection intra-péritonéale 7 c.c. Solution stovaïne à 1 0/0 (soit 0 gr. 113 par kilogramme).

L'injection est faite à 6 h. 14, l'animal présente diffé-rents accidents, à 7 h. 25 il commence à marcher; il survit.

Cobaye de 480 grammes, reçoit en injection dans les muscles de la cuisse 2 c.c. 4, solution de cocaïne à 1 0/0 (soit 0 gr. 05 par kilogramme).

L'injection est faite à 11 h. 30, l'animal meurt à 11 h. 45.

Cobaye de 390 grammes, reçoit en injection dans les muscles de la cuisse 3 c.c. 5, solution stovaïne à 1 0/0 (soit environ 0 gr. 09 par kilogramme).

Injection faite à 11 h. 40, l'animal présente des acci-dents pendant une demi-heure, puis il se remet complè-tement.

D'après les essais des expérimentateurs la dose mor-telle de cocaïne pour le cobaye même adulte ne dépasse pas sensiblement 0 gr. 05 par kilogramme. C'est le chiffre qui est donné par Livon (*Dictionnaire de phy-siologie* de Richet, article cobaye, 3ᵉ volume, page 932). Nous voyons que même chez les cobayes jeunes, des doses doubles de stovaïne ne produisent pas la mort et qu'il faut atteindre des chiffres beaucoup plus élevés chez les cobayes adultes ainsi qu'il résulte des expériences citées plus loin.

M. Pouchet donne comme dose convulsivante pour la cocaïne 0 gr. 07 par kilogramme d'animal. Cette dose convulsivante ainsi qu'il résulte du texte de l'auteur est très voisine de la dose mortelle, car si elle ne donne pas toujours la mort, elle la donne quelquefois. Cette dose doit évidemment se rapporter à l'animal adulte. Dans ces conditions, même en adoptant les chiffres de M. le professeur Pouchet, nous avons le droit de dire que la stovaïne est au moins moitié moins toxique que la cocaïne.

Le pouvoir anesthésique de la stovaïne est facile à constater par son action sur les muqueuses, sur la cornée, en injections intradermiques, etc. Mais elle présente de plus certains avantages sur la cocaïne.

M. le professeur Reclus, par ses travaux sur l'anesthésie locale, a rendu la solution de ce problème plus difficile. Il a, en effet, détruit la légende qui faisait de la cocaïne un corps à toxicité tellement variable avec les individus, que l'on ne pouvait jamais, quelque faible que fût la dose injectée, être sûr d'éviter un accident.

En mettant en contact direct la substance avec les extrémités nerveuses, par sa méthode des injections traçantes intra-dermiques, il a donné toute sa puissance au pouvoir anesthésique de la cocaïne; il en a diminué la toxicité en introduisant l'emploi des solutions étendues. Ce faisant, il montrait qu'avec de faibles doses, judicieusement placées, la chirurgie générale pouvait bénéficier dans une large mesure des avantages de l'anesthésie locale. La cocaïne est devenue, à la suite de ces travaux, un des produits les plus parfaits et les plus sûrs de notre thérapeutique.

Quels sont les inconvénients de la cocaïne qui peuvent encourager les chercheurs à la poursuite d'un succédané? Ces inconvénients au point de vue qui nous occupe sont les suivants :

La cocaïne est un vaso-constricteur. Cette vaso-constriction qui, *a priori*, paraît un avantage (suintement sanguin moins considérable, augmentation du pouvoir anesthésique), est en réalité le phénomène qui a le plus nui à ce médicament. L'anémie des vaisseaux encéphaliques est en effet un des phénomènes de début de l'intoxication cocaïnique. Cette anémie cérébrale vient s'ajouter à la vaso-constriction souvent intense produite par l'effroi du malade à la perspective d'une opération. Cela suffit à expliquer les alertes causées par des doses souvent infinitésimales de cocaïne.

Nous résumerons donc les deux principaux avantages de la stovaïne sur la cocaïne en disant :

1° Le nouveau médicament est beaucoup moins toxique que la cocaïne ; les expériences physiologiques sur le lapin et sur le cobaye montrent que cette différence de toxicité entre les deux corps est très grande ; il en résulte que la cocaïne est au moins deux fois plus toxique que la stovaïne ;

2° Le nouveau médicament a une action vaso-dilatatrice, tandis que la cocaïne a une action vaso-constrictive.

Cet avantage est très utile pour notre spécialité, car on sait que l'un des principaux inconvénients de la cocaïne est que nous devons étendre nos malades, si nous sommes obligés de dépasser la dose d'un centigramme pour nos opérations, ce qui peut arriver pour certaines interventions.

Avec la stovaïne, nous ne sommes plus obligés de coucher les malades, dans ces cas difficiles nous pouvons les opérer assis.

Enfin, la stovaïne coûte moins cher que la cocaïne.

Il y a environ six mois que nous avons commencé à utiliser ce produit, c'est-à-dire vers la fin de janvier 1904, sur les conseils du Dr Reclus qui l'emploie depuis plusieurs mois dans son service et obtient des résultats qui semblent parfaits jusqu'ici.

Nous avons fait avec cet anesthésique, en utilisant une solution à 0.75 0/0, environ quatre cents extractions au sujet desquelles il nous paraîtrait tout à fait inutile de vous faire une longue description.

Nous avons eu les mêmes résultats, à tous points de vue, qu'avec la solution de cocaïne que nous employons depuis plusieurs années.

Nous n'avons vu aucune menace de syncope ni aucun malaise survenir pendant cette série d'opérations et nous n'avons remarqué aucune diminution dans l'anesthésie obtenue.

Nous demandons la permission de citer la communication présentée à l'Académie dans sa séance du 28 mars 1904, par M. Fourneau, chimiste et M. Billon, pharmacien à Paris, qui détient le nouveau produit.

LA STOVAÏNE

Depuis que Koller a découvert la véritable destination de la cocaïne, bien des essais ont été tentés en vue d'obtenir un produit qui, tout en possédant les propriétés physiques indispensables pour en permettre l'emploi en chirurgie, serait non seulement aussi actif que la cocaïne, mais moins cher et moins toxique.

On a cherché tout d'abord à établir la constitution de la cocaïne et on a pu reconnaître sans trop de peine que cet alcaloïde avait trois fonctions caractéristiques :

1° Fonction amino-tertiaire, provenant d'un noyau pipéridinique;

2° Fonction alcoolique;

3° Fonction acide.

En réalité, la fonction acide et la fonction alcoolique sont éthérifiées, la première par un reste alcoolique (alcool méthylique), la deuxième par un reste d'acide (acide benzoïque). Comme il est très facile de séparer de la molécule de cocaïne ces restes alcooliques et acides qui éthérifient respectivement les fonctions existantes et de les remplacer par des restes homologues, comme il est encore plus facile de ne pas les remplacer du tout, on a défini, dans une certaine mesure, le rôle que jouait dans la molécule le groupement fonctionnel primitif, et caractérisé les modifications que lui imprimait l'adjonction de nouveaux éléments.

Si on remplace l'acide benzoïque par un acide gras, l'acide acétique par exemple, la nouvelle molécule ne possède pas le pouvoir anesthésique local. Si on remplace l'acide benzoïque par un autre acide aromatique, tantôt le pouvoir analgésique est diminué, tantôt il est augmenté, en même temps que la toxicité, tantôt il est supprimé, sans que l'on puisse établir des règles précises au sujet de ces remplacements.

Quant à la fonction acide qui, dans la cocaïne, est éthérifiée par l'alcool méthylique, il est nécessaire qu'elle ne soit pas libre, mais le choix de l'alcool éthérifiant n'a aucune importance. Dans tous les cas, si on supprime complètement cette fonction acide, le corps que l'on obtient : la benzoyltropine, n'est pas analgésique mais la benzoylpseudotropine ou tropacocaïne isomère stéréochimique de la benzoyltropine est analgésique à un degré très élevé.

Armés de ces quelques renseignements, les chimistes ont essayé de créer de toutes pièces une substance qui posséderait le même groupement fonctionnel que la cocaïne ou que la tropacocaïne.

Les travaux les plus intéressants accomplis dans cette voie ont conduit aux deux eucaïnes A et B.

La première possède les trois fonctions de la cocaïne.

La deuxième ne possède pas de carboxyle et se rapproche par conséquent de la tropacocaïne.

Malgré qu'ils soient pourvus d'un pouvoir anesthésique local intense, ces corps n'ont pas répondu aux espérances que l'industrie allemande avait fondées sur eux. Une foule de brevets ont été pris, de grosses sommes d'argent dépensées en pure perte et la cocaïne a continué de triompher.

C'est que les eucaïnes, en dépit des assertions de Gaetano Vinci et de Liebreck, sont aussi toxiques que la cocaïne sinon davantage, ainsi que M. Pouchet l'a démontré. En outre, et M. Reclus l'indique dans la deuxième édition de son ouvrage bien connu sur l'anesthésie locale, l'analgésie qu'elles produisent est moins prompte que celle de la cocaïne et sa durée moindre.

Les inventeurs des eucaïnes ont peut-être eu tort en essayant de se rapprocher aussi étroitement de la cocaïne et surtout en maintenant la conception d'un noyau pipéridinique qui imprime à la molécule qu'il supporte un caractère nettement toxique. Mais, quand on a tendu son esprit pendant de longs mois vers un but unique, il est bien difficile d'échapper à l'espèce de fascination qu'il exerce.

D'ailleurs, en chimie, on n'est pas seulement guidé par des considérations théoriques et, le plus souvent, on est arrêté par des difficultés pratiques insurmontables jusqu'au jour où de nouvelles méthodes de travail, d'autres conceptions, permettent de résoudre un problème dont la solution paraissait impossible.

Jusqu'à ces dernières années, l'industrie allemande, servie par un outillage admirable, aidée par une légion de chimistes habiles et aussi, il faut le dire, par l'appui moral et effectif de toutes les branches scientifiques et médicales de la nation, a réussi à monopoliser la fabrication des produits pharmaceutiques synthétiques.

En France, une timide réaction se manifeste et quelques industriels plus hardis et plus confiants que les autres essayent de lutter contre la concurrence étrangère en s'inspirant de sa remarquable technique et de son esprit de suite.

Un chimiste français, M. Fourneau, chef du laboratoire des recherches de chimie organique aux établissements Poulenc frères, a entrepris méthodiquement l'étude de la propriété anesthésique locale et des groupements chimiques qui lui donnaient naissance. A la suite de recherches qu'il serait trop long d'exposer ici, il a réussi à préparer une série de corps (une quinzaine) qui tous possèdent à un très haut degré des propriétés anesthésiques locales. Ces corps appartiennent au groupe des aminoalcools et se distinguent essentiellement des cocaïnes et des eucaïnes en ce sens qu'ils ne possèdent pas de noyau pipéridinique.

L'un d'eux, remarquable par sa simplicité extrême, nous a paru désigné entre tous les autres comme pouvant être susceptible d'applications.

Ce nouvel anesthésique dérive de l'alcool amylique tertiaire et c'est au point de vue chimique, le chlorhydrate de diméthylamino B, benzoylpentanol ou, plus simplement :

Le chlorhydrate de l'amyléine AB en lui appliquant la nomenclature préconisée par Ladenburg.

L'amyléine AB se prépare en faisant réagir le chlorure de benzoyle sur le diméthylaminopentanol B, qui est lui-même le produit de la réaction du bromure d'éthylmagnésium sur la miméthylaminoacétone.

L'amyléine AB cristallise en petites lamelles brillantes ressemblant beaucoup au chlorhydrate de cocaïne. Elle fond à 175 degrés. Elle est extrêmement soluble dans l'eau. Les solutions aqueuses précipitent par tous les réactifs des alcaloïdes et jusqu'ici nous n'avons pas trouvé de réactions propres à le faire disinguer facilement de la cocaïne.

L'alcool méthylique et l'éther acétique le dissolvent facilement.

L'alcool absolu n'en dissout que le cinquième de son poids. L'acétone le dissout peu.

Elle est très légèrement acide au tournesol et neutre à l'hélianthine.

Enfin, ses solutions aqueuses sont stérilisables par la chaleur.

L'ébullition prolongée, même pendant une heure, ne l'altère nullement. Après évaporation des solutions on la retrouve intacte et, en fait, il ne se sépare pas trace d'acide benzoïque.

A 115 degrés, en autoclave, les solutions supportent facilement une chauffe de 20 minutes.

Vers 120 degrés, elles sont lentement décomposées.

En somme, sa stabilité ne le cède en rien à celle de la cocaïne.

Les essais physiologiques ont été faits sur divers animaux : grenouilles, cobayes, lapins. Nous ne parlerons ici que des expériences faites sur le cobaye, tant à cause de la sensibilité plus grande de cet animal à l'action de l'amyléine AB que de la facilité de répéter la même expérience un grand nombre de fois.

Toxicité pour le cobaye. — La dose mortelle, en injection sous-cutanée, est très variable suivant le poids de l'animal. Chez les animaux jeunes, dont le poids est compris entre 400 et 500 grammes, on obtient un effet mortel avec 15 centigrammes pour 1 kilogramme de cobaye. Chez les animaux plus âgés, dont le poids est compris entre 600 et 800 grammes, la dose léthale est de 20 centigrammes pour 1.000 grammes. La solution d'un titre variant de 1 à 5 0/0 étant faite dans l'eau distillée et injectée rapidement (7" à 30) par voie sous-cutanée, chez les cobayes de 600 à 800 grammes, la survie après l'injection a été de 6 à 8 heures.

La dose toxique minimale (en injections sous-cutanées) c'est-à-dire la quantité qu'il est nécessaire d'injecter pour provoquer des accidents d'intoxication est de :

Cobayes de 400 à 500 grammes : 0 gr. 10 pour 1.000, solution eau distillée.

Cobayes du 600 à 800 grammes : 0 gr. 15 pour 1.000.

J'ajoute que les femelles réagissent mieux que les mâles à l'injection et les animaux en digestion mieux que les animaux à jeun.

Description des accidents. — Après injection sous-cutanée sous la peau du dos, de la solution à 1 ou à 5 0/0 on observe, lorsque l'injection est faite à dose mortelle (0 gr. 20) ou fortement toxique (0 gr. 18), les symptômes suivants :

A) *Dose mortelle.* — La crise débute 7 à 10 secondes après l'injection. Elle est précédée par un léger trismus qui va en s'accentuant. Deux à trois minutes après l'injection, l'animal semble inquiet. Laissé dans sa cage, il va et vient de droite à gauche, mordillant les barreaux. Libre, cette agitation est plus manifeste ; l'animal recherche les endroits obscurs.

La crise véritable débute par une parésie des membres postérieurs. Peu après, on assiste à de violentes attaques convulsives toniques et cloniques généralisées, se succédant très rapidement et ne présentant aucune rémission jusqu'à la période comateuse qui précède de une heure à deux heures la mort de l'animal. Le début de ces attaques est habituellement une attaque tonique ;

l'animal tombe sur le côté droit ou gauche, les yeux sont largement ouverts, les membres en extension, la nuque rejetée en arrière, en extension forcée. Cette phase tonique de début avec opisthothonos peut durer deux à trois minutes. Une phase clonique avec soubresauts convulsifs, mouvements de natation des membres antérieurs et postérieurs, quelquefois crise épileptiforme localisée à un des membres postérieurs ou antérieurs du côté droit, si l'animal est couché sur le côté gauche, et *vice versa*, lui fait suite.

La période tonique du début de la crise peut être de longue durée et l'animal semble tomber en catalepsie. La plus petite excitation suffit d'ailleurs à faire cesser cet état cataleptique. Pendant ces attaques épileptiformes, l'animal salive, mais le flux salivaire est peu abondant ; on peut noter également du larmoiement.

En général, lorsque les injections sont faites en se servant de la solution concentrée (5 0/0) il n'y a pas d'émission d'urine. Avec les solutions à 1 0/0, la quantité d'eau injectée étant beaucoup plus considérable, on observe des émissions d'urine fréquentes, mais toujours tardives.

Au point de vue respiratoire, au début de la crise, il se produit une phase dyspnéique assez rapidement abolie ; après la dyspnée de début, on observe, lorsque l'injection est faite à dose toxique, une diminution progressive du nombre des mouvements respiratoires. Ils diminuent en même temps d'amplitude.

Quelques heures après le début des accidents (4 à 6 heures, suivant l'animal) le pouls est plus petit, les battements du cœur sont diminués, le rythme respiratoire est très inégal, apnéique.

En même temps les symptômes convulsifs s'amendent, les membres sont en résolution et peu après l'animal meurt par asphyxie.

Pendant toute la durée de la crise, les réflexes : cornéen, conjonctival, anal, abdominal, ne sont pas modifiés sensiblement, ils paraissent plutôt exaltés.

B) *Dose toxique minima* (0 gr. 15 0/00 chez un cobaye de 680 à 800 grammes). — A cette dose on ne peut obtenir qu'un léger trismus et quelques phénomènes convulsifs localisés à la nuque (Opistothonos rapide).

C) *Dose toxique forte* (0 gr. 18 0/00 chez un cobaye de 600 à 800 grammes). — Les symptômes sont les mêmes que pour la dose mortelle mais ils durent moins longtemps (3 à 4 heures), la crise convulsive s'épuise, l'animal fait effort pour se tenir en équilibre sur ses pattes; il y parvient après quelques insuccès.

Remis dans sa cage, il ne présente aucun phénomène tardif, très souvent même il s'alimente immédiatement après la crise (animaux conservés à jeun 24).

Chez les femelles en gestation, la dose toxique forte, non mortelle, provoquait une expulsion prématurée des fœtus.

A l'autopsie, on observe de la vaso-dilatation périphérique et de la vaso-dilatation intestinale. Le foie est congestionné, rouge sombre. Fréquemment, la vésicule biliaire est turgescente. Les reins sont également de couleur sombre, la rate ne change pas d'aspect.

On observe de légères hémorrhagies méningées. Les poumons sont congestionnés, hémorrhagiques, emphysémateux. Les animaux meurent toujours d'ailleurs avec des symptômes de congestion pulmonaire. Il n'y a pas dans la plèvre modification appréciable du liquide.

Les organes génitaux sont également toujours congestionnés et hémorrhagiques. Chez les femelles en gestation, nous avons noté des hémorrhagies placentaires graves.

Dans l'urine prise dans la vessie, on observe des hématies et des leucocytes.

Action sur la température. — L'un des symptômes les plus caractéristiques des injections de doses toxiques est l'action sur la température. Chez les cobayes, celle-ci doit être prise sur les animaux laissés en liberté.

On peut observer un abaissement de température en quatre heures de 8 degrés, ainsi que le montre le protocole expérimental suivant :

Cobaye femelle de 730 grammes reçoit à 1 h. 45' en une seule fois 14 c. c. d'une solution à 1 0/0 dans l'eau distillée stérilisée, soit 0 gr. 20 0/00.

1 h. 50'	38 degrés	6
2 h. 5'	38	7
2 h. 20'	37	6
2 h. 35'	36	6
2 h. 50'	35	1
2 h. 5'	34	4
3 h. 20'	34	2
3 h. 35'	33	7
3 h. 50'	33	8
4 h. 30'	33	4
5 h. 30'	30	5

L'animal est mort vers 9 heures du soir. Dans cette expérience, l'abaissement de température est d'environ 1 degré pour 15 minutes.

Cette chute de température peut être plus rapide encore, comme l'indique le protocole suivant :

Cobaye femelle de 700 grammes reçoit en injection sous-cutanée 14 c. c. de la solution à 1 0/0 dans le chlorure de sodium à 8,5 0/00. Les prises de température ont été faites régulièrement de 15 minutes en 15 minutes. L'injection est faite à 2 h. 50, la crise débute à 3 heures, la chute de température est de 5 degrés en 1 heure 1/2 (38° 1' à 3 heures, 33° 3' à 4 heures et demie). Le minimum est atteint en 1 h. 45 (32 7'). Il y a alors un état stationnaire, puis une période d'oscillation (souvent observé dans d'autres cas). Vers 8 heures, la température remonte et atteint assez rapidement son point de départ.

Dans cet exemple, l'animal que nous considérions comme devant succomber s'est au contraire rétabli. Dans la nuit, il y avait expulsion prématurée de deux fœtus. Le lendemain, l'animal est en très bon état.

La prise de la température sous-cutanée nous permet de dire dès à présent que les courbes de température rectale et sous-cutanée sont croisées.

La prise de température rectale était faite très soigneusement avec des thermomètres dits thermomètres à cobaye enfoncés de 6 à 7 centimètres dans le rectum.

Il est bon de faire remarquer que cette chute si intéressante de température ne s'observe qu'avec des doses toxiques fortes.

Chez les animaux injectés de doses toxiques minimales, doses ne produisant que de faibles symptômes convulsifs, on n'observe pas de chute de température sensible.

Nous avons même observé une légère élévation de température chez un cobaye qui avait reçu une dose n'ayant occasionné qu'un peu d'inquiétude sans phénomène convulsif.

Nous signalons encore l'action sur la circulation qui se traduit par une chute de pression. Cette question est encore à l'étude.

Ainsi qu'on l'a vu, la toxicité de l'amyléine est extrêmement faible comparée aux chiffres qui ont été donnés pour la cocaïne. Elle n'a pas d'action vaso-constrictive. C'est plutôt un vaso-dilatateur.

Nous sommes donc en droit d'espérer que ce produit réalisera un progrès sur la cocaïne.

Nous n'ignorons pas que tous les anesthésiques locaux qui ont envahi la thérapeutique moderne se sont réclamés d'avantages théoriques sur la cocaïne. Pour intéressantes que soient à nos yeux les considérations que nous venons de développer, nous pensons qu'elles justifient simplement la tentative d'une utilisation pratique. Aussi ce sont seulement les résultats d'une étude faite dans leur pratique journalière par les maîtres qui ont bien voulu essayer ce nouvel anesthésique, qui ont une valeur réelle.

M. Reclus a bien voulu faire les premiers essais de chirurgie générale. Ces essais, commencés au mois d'octobre 1903, sont encore en cours.

Sur la recommandation de M. Reclus, M. le professeur de Lapersonne, M. Sauvez et M. Chaput ont entrepris également avec ce nouveau produit des essais thérapeutiques.

Les résultats de ces essais nous ont paru assez intéressants pour justifier la présentation que nous faisons de ce nouvel anesthésique.

RÉSUMÉ ANALYTIQUE

ÉTUDE DES MEILLEURS MOYENS D'ANESTHÉSIE
LOCALE POUR L'EXTRACTION DES DENTS

CHAPITRE I

Frappé de voir l'exclusivité de nos confrères améri-cains dans l'emploi de l'anesthésie générale, nous avons pensé les intéresser en leur montrant les avantages de l'anesthésie locale en art dentaire et en leur exposant les bénéfices qu'ils pourraient retirer d'une méthode que douze années de pratique nous ont appris à con-naître.

Nous sommes d'autant plus à notre aise pour en parler que, lorsqu'en 1893 nous écrivions notre thèse sur « Les meilleurs moyens d'anesthésie à employer en art den-taire », nous préconisions l'anesthésie générale par le bromure d'éthyle, et deux années d'expérience n'avaient encore pu détruire chez nous une certaine crainte vis-à-vis de la cocaïne.

Depuis, une statistique comprenant à peu près quinze mille cas d'injections de cocaïne sans un accident ni même un incident, ont fait de nous un chaud partisan de l'anesthésie locale.

Nous voudrions donc faire notre possible pour plaider ici en faveur de l'anesthésie locale, dont nous sommes absolument satisfait, persuadé que nous parlons dans l'intérêt des malades, des dentistes, et que les opérations n'en seront que mieux exécutées.

Nous nous proposons d'abord de faire la critique de l'anesthésie générale employée en art dentaire.

Après avoir signalé les inconvénients, pour ainsi dire préliminaires à l'emploi de tout anesthésique général, (examen du cœur, des poumons, des fontions rénales, présence d'un ou de plusieurs acides) nous arrivons au principal grief formulé contre l'anesthésie générale, c'est-à-dire la mort. Nous divisons nos arguments en trois groupes :

1° *Arguments physiologiques.* — Les anesthésiques généraux agissent en produisant l'inhibition des centres nerveux suivant une hiérarchie immuable, d'abord la corticalité, puis les centres réflexes médullaires, en dernier lieu le bulbe ; que l'anesthésie soit poussée un peu plus loin et les centres bulbaires sont paralysés : c'est donc la mort.

2° *Arguments statistiques.* — D'après la dernière sta-

<hr>

1. Sauvez. *Société Odontologique.* Paris, 5 mars 1903.
2. *The Edimburgh Medical Journal.* — November 1903.

tistique faite par un médecin anglais, les cas de mort par anesthésie générale sont ainsi répartis :

Chlorure d'éthyle. 1/16.000
Bromure d'éthyle. 1/4.000
Éther. 1/12.000
Chloroforme 1/2.000
Protoxyde d'azote . . Impossible à calculer.

On connaît toutefois treize morts dues au protoxyde (cas de Maurice Perrin, de Magitot, de Watson, de Duchenne). Et il ne s'agit là que des cas de mort. Il n'est pas question des alertes fréquentes et graves, les syncopes bleues dont sont sauvés les malades par la respiration artificielle. Selon l'expression spirituelle du professeur Reclus « pour qu'un accident compte, il faut qu'il soit mortel. »

3° *Arguments opératoires.* — Nous exposons dans notre mémoire les difficultés opératoires dues à l'inertie du malade anesthésié et au décubitus dorsal dans lequel il est le plus souvent placé.

4° *Arguments de médecine légale.* — En cas d'accident, et la question portée devant les tribunaux, les juges qui ne discutent jamais la nécessité de l'anesthésie pour une opération grave, pourront parfois la discuter avec âpreté lorsqu'il s'agit de l'extraction d'une dent.

Nous insistons enfin, dans notre mémoire, sur les suites de l'anesthésie générale. Nous signalerons simplement ici des céphalalgies, un état nauséeux, de la courbature, un certain état de malaise général et quelquefois des insomnies pendant plusieurs jours consécutifs.

Avec les anesthésiques généraux de courte durée,

(somnoforme, protoxyde, etc.) il est nécessaire d'opérer très vite ; des fautes opératoires en résultent.

Nous discutons ensuite les avantages attribués à l'anesthésie générale, entre autres ce fait que le malade ne se voit pas opérer, que plusieurs extractions peuvent être faites dans une seule séance, que, pour certains auteurs, la cicatrisation serait plus rapide.

De ces trois arguments, les deux premiers ne nous paraissent pas devoir balancer les dangers et les inconvénients que nous avons signalés, le dernier nous paraît au moins très discutable.

Reclus, qui emploie la cocaïne en chirurgie générale, n'a jamais observé que les réunions par première intention se fissent plus tardivement ainsi qu'avec l'anesthésie générale.

Si nous abordons maintenant l'exposé des dangers et des inconvénients de l'anesthésie générale, nous constatons que les premiers sont nuls (pas de cas mortels observés à moins de 23 centigrammes de cocaïne, et 3 centigrammes sont plus que suffisants pour nos opérations dentaires) et que les seconds peuvent se résumer ainsi :

1° Risque de malaises : tout au plus légers vertiges, dans des proportions insignifiantes et chez des sujets prédisposés ; en tout cas, jamais de désordres graves.

2° Dans deux cas opératoires en chirurgie dentaire, extraction de dent de sagesse avec tismus ou opération compliquée, telle que nous le définissons dans notre mémoire, l'anesthésie locale est contre-indiquée.

3° Dans deux autres cas, arthrite aiguë ou abcès, l'anesthésie locale ne donne, le plus souvent, qu'une atténuation de douleur.

Parmi les nombreux avantages que présente l'anesthésie locale nous insistons notamment sur le temps, la tranquillité, les facilités diverses qu'offre la cocaïne à l'opérateur pour mener à bien son intervention, posément, lentement.

CHAPITRE II

PROCÉDÉS D'ANESTHÉSIE LOCALE AUTRES QUE LA COCAÏNE ET
LA RÉFRIGÉRATION.

Après avoir cité toutes les substances abandonnées comme impratiques, telles que la teinture de Cannabis indica, l'acide phénique fort, l'orthoforme, etc. , nous insistons sur l'emploi de l'électricité comme agent d'anesthésie locale.

L'électricité a été employée de deux façons :

1 — Courants de haute fréquence envoyés au niveau d'une dent pendant un temps variable avant de pratiquer l'extraction (Régnier et Didsbury),

2 — Transport de substances médicamenteuses (cocaïne) à l'intérieur des tissus à l'aide de l'électricité. C'est la cataphorèse basée sur la théorie des *ions* de Faraday — (Pont)

Après avoir exposé le manuel opératoire de ces modes d'anesthésie locale nous en faisons la critique et nous montrons combien l'électricité, en tant qu'agent anesthésique, est un moyen infidèle, d'un emploi incommode et plein de difficultés.

Nous sommes ainsi amené à parler de la cocaïne en injections locales ou de ses dérivés, qui nous paraît donner des résultats pratiques supérieurs à tous les autres procédés d'anesthésie locale connus actuellement.

CHAPITRE III

LA COCAÏNE. — PROPRIÉTÉS PHYSIOLOGIQUES. — ANES-
THÉSIE LOCALE. — TOXICITÉ. — DÉRIVÉS A TROPACO-
CAÏNE. — EUCAÏNE. — PHÉNATE. — CITRATE.

Après l'exposé de l'historique et des qualités chimiques de la cocaïne, nous abordons dans ce chapitre
l'étude des propriétés physiologiques de cet alcaloïde.

Pratiquement, la cocaïne est un anesthésique local ;
au point de vue physiologique, elle est à la fois un
anesthésique général et local. On a beaucoup discuté la
propriété d'anesthésique général attribuée à la cocaïne.
Les études de Mosso et d'Albertoni ont fait reconnaître
à la cocaïne les caractères d'un anesthésique général
en raison de son action universelle et passagère sur les
cellules (définition de Cl. Bernard). Charpentier de
Mancy assure que cette propriété est réelle pour la
cocaïne, en ce qui concerne la germination et la fermentation. Injectée aux animaux à dose physiologique, la
cocaïne détermine chez eux une excitation musculaire
extrême suivie d'une analgésie exclusivement périphérique, la sensibilité profonde étant conservée.

C'est ce fait qui a amené Laffont et Arloing à considérer la cocaïne comme un curare sensitif agissant
uniquement sur les extrémités nerveuses sensitives
comme ce dernier alcaloïde agit sur les extrémités

motrices. Cette théorie du curare sensitif est combattue par Mosso : Une injection de cocaïne dans un tronc nerveux amène l'anesthésie de tout le territoire sousjacent dépendant de ce nerf. C'est ce qui a conduit Feinberg, Oberst, Pernice, Mans et Reclus à créer l'anesthésie régionale. C'est ce qui a permis de concevoir et d'exécuter la rachicocaïnisation (Bier) dans laquelle l'action de la cocaïne porte sur les racines rachidiennes.

Une des propriétés les plus remarquables de la cocaïne est son action vaso-constrictive. Nous insistons sur ce fait et nous en montrons les conséquences diverses. Citons simplement ici l'élévation de la pression sanguine.

Nous nous étendons également sur son action sur les centres régulateurs thermiques (la cocaïne élève la température (Richet), sur l'appareil oculaire (mydriase).

Nous abordons ensuite l'étude des dangers que peut offrir l'emploi de la cocaïne. C'est d'abord la syncope. Nous montrons sa rareté et combien il est facile de l'éviter en pratiquant l'injection d'une dose convenable et sur le malade couché. Les autres phénomènes observés parfois à la suite des injections correctes de cocaïne sont légers et insignifiants : légers fourmillements aux extrémités, loquacité plus grande. Il n'y a donc rien qui ressemble, dans l'anesthésie locale à la cocaïne, à ces alertes si fréquentes qui accompagnent la chloroformisation. Les statistiques viennent nous appuyer sur ce point. Reclus pratique 7.000 anesthésies à la cocaïne sans le moindre trouble dans l'équilibre physiologique. Nous-même, sur un minimum de 15.000 injections, nous ne comptons non pas même un accident, mais pas seulement un incident imputable à la cocaïne. Nous pouvons donc affirmer que celle-ci est le plus inoffensif des anesthésiques et qu'elle n'expose à aucune surprise.

Dans le but d'éviter les soi-disant inconvénients reprochés à la cocaïne, on a cherché à lui substituer des dérivés ou des substances congénères que nous étudions longuement dans notre mémoire. Nous nous bornerons ici à citer les conclusions auxquelles nous parvenons au sujet de la tropacocaïne et de l'eucaïne.

La tropacocaïne présente une toxicité semblable et même son action anesthésique paraît moins profonde que celle de la cocaïne.

L'eucaïne est vaso-dilatatrice; son injection est douloureuse; elle présente un pouvoir anesthésique plus faible et de durée plus courte que la cocaïne et un pouvoir toxique égal.

Le phénate de cocaïne insoluble dans l'eau, employé en dissolution dans l'huile ou la vaseline liquide, produit des nodules longs à disparaître.

Donc, l'emploi du chlorhydrate de cocaïne nous paraît avoir tous les avantages des préparations qui lui ont été comparées, tant au point de vue de l'anesthésie obtenue qu'au point de vue du pourcentage des accidents.

CHAPITRE IV

Les recherches qui ont été faites sur ce point partent de ce principe, à savoir : Une injection de cocaïne pratiquée dans les tissus sera d'autant moins dangereuse que sa diffusibilité sera moindre, c'est-à-dire qu'elle rentrera le plus tard et le plus lentement possible dans le torrent circulatoire. On a donc cherché dans ce but à employer comme vecteurs de la cocaïne des substances telles que l'huile, la vaseline, le beurre de cacao Après en avoir exposé le mode d'emploi, nous arrivons aux conclusions suivantes :

Les corps autres que l'eau employés comme vecteurs de la cocaïne ont le désavantage de déterminer par leur présence dans les tissus tous les accidents imputables à un corps étranger. Ils retardent sensiblement la cicatrisation et peuvent même produire du sphacèle. Il en résulte donc que l'emploi des véhicules autres que l'eau distillée nous semble n'avoir que des désavantages sans aucun profit.

CHAPITRE V

D'après les raisons que nous avons données, c'est
donc l'eau que nous choisirons comme véhicule pour
le chlorhydrate de cocaïne. Il nous reste à déterminer
le titre que nous allons choisir pour la solution. La
cocaïne étant un médicament toxique il y aura intérêt à
se servir d'une dose aussi réduite que possible, quoique
cependant douée d'un pouvoir analgésique suffisant. On
s'entend assez pour reconnaître aujourd'hui qu'une
solution à 1 0/0 est suffisante.

La toxicité de la cocaïne ne dépend pas seulement
du poids de l'alcaloïde injecté mais encore de la quantité d'eau dans laquelle elle est en solution. Plus la
quantité d'eau est grande, plus l'injection est inoffensive
pour un même poids de cocaïne.

Pour l'extraction d'une dent, 1 centimètre cube d'une
solution à 1 0/0 c'est-à-dire 1 centigramme de cocaïne
sera très suffisant.

Schleich emploie des solutions encore plus faibles :
0 gr. 20 et même 0 gr. 01 0/0. Mais, en ce cas, l'anesthésie est illusoire, due seulement à la distension méca-

nique des tissus ; des résultats semblables sont obtenus avec de simples injections d'eau distillée.

Ordinairement, pour l'extraction d'une dent, nous employons 1 centigramme de cocaïne. Au-dessous de 12 ans et à partir de 60 ans, nous diminuons encore la dose et nous n'injectons plus que 1/2 centigramme. Nous n'avons jamais eu d'accident et nous obtenons une anesthésie parfaite. Dans certains cas d'extractions compliquées, nous injectons jusqu'à 2 et 3 centigrammes sans accident mais, bien entendu, en nous conformant aux règles exposées plus haut.

Nous employons soit des solutions fraîches, soit des solutions extemporanées, soit encore des solutions conservées en ampoules stériles. Les différents procédés de stérilisation employés et basés pour la plupart sur l'ébullition, sont longuement exposés dans notre mémoire.

Nous terminons ce chapitre en concluant qu'un centimètre cube de la solution fraîche et stérile de chlorhydrate de cocaïne au centième dans de l'eau distillée nous paraît nécessaire et suffisant pour la pratique dans l'immense majorité des cas, et ne peut amener ni accidents ni incidents.

CHAPITRE VI

Nous insistons dans ce chapitre sur les précautions qui doivent être observées : relâchement de tout vêtement pouvant entraver la respiration, position horizontale ou tout au moins se rapprochant de l'horizontale.

Il existe certaines contre-indications : la cocaïne élevant la pression sanguine est contre-indiquée pour les aortiques, les artérioscléreux. Étant donné son action dépressive, il en est de même des individus anémiés, débilités, extrêmement nerveux ou névropathes avérés, épuisés à la suite de maladies débilitantes. Il vaudra mieux s'abstenir, si le patient offre un état général qui semble le prédisposer visiblement à la syncope. Les contre-indications ne sont pas absolues, elles sont seulement relatives et d'autant plus à observer que la maladie paraît arrivée à un degré plus grave.

CHAPITRE VII

LE BUT DE L'ANESTHÉSIE LOCALE POUR L'EXTRACTION DES DENTS EST UNIQUEMENT L'ANESTHÉSIE DU LIGAMENT ALVÉOLO-DENTAIRE.

Lorsqu'on a fait une injection de cocaïne pour enlever une dent dont la pulpe est à découvert, et qu'au moment même de l'extraction on touche cette pulpe avec une sonde, le sujet perçoit une douleur à ce contact, sans aucune atténuation, et cependant l'extraction est absolument indolore.

Dans les cas où l'articulation alvéolo-dentaire est enflammée, la douleur est au contraire toujours plus forte et d'autant plus intense que l'arthrite est elle-même plus aiguë.

Par conséquent, la douleur dans l'extraction est produite par la déchirure du ligament alvéolo-dentaire, d'une façon presque absolue. Il faut donc, pour que l'anesthésie par la cocaïne soit bonne, que le médicament agisse sur les terminaisons nerveuses de ce ligament.

CHAPITRE VIII

TECHNIQUE DES INJECTIONS DE COCAÏNE.

1° *Instruments.* — Les gencives offrent à l'injection une résistance considérable. On se servira donc d'une seringue de Pravaz munie d'ailettes et à aiguille vissée. Les aiguilles en acier, par leur rigidité et la finesse de leur lumière, sont préférables.

2° *Stérilisation.* — Un grand nombre d'accidents infectieux mis sur le compte de la cocaïne, sont imputables à des fautes d'asepsie.

Nous conservons nos seringues dans une solution phéniquée à 5 0/0, le piston relevé, afin que le corps de pompe et le piston soient constamment en contact avec le liquide antiseptique. Les aiguilles seront bouillies pendant 5 minutes au moins ou flambées.

3° *Asepsie du champ opératoire.* — Rinçage de la bouche à l'eau boriquée. Lavage de la gencive à l'alcool.

4° *Injection.* — La première piqûre pouvant parfois, même avec des aiguilles fines, être légèrement douloureuse, nous pratiquons une application de cocaïne à 10 0/0 sur la gencive préalablement séchée, ou bien encore une pulvérisation de coryl.

Après avoir exposé la nature des tissus dans lesquels porte l'injection, nous arrivons aux conclusions suivantes ; pour que l'injection soit efficace, il faut qu'elle soit faite au niveau de la muqueuse adhérant intimement au périoste, par conséquent, pas trop près du collet ni trop près non plus du cul-de-sac vestibulaire.

La seringue, munie de son aiguille et tenue comme une plume à écrire, est enfoncée dans la muqueuse, peu profondément dans l'intérieur même du derme, en un point situé à peu près à égale distance entre le bord libre de la gencive et l'endroit présumé où doit se trouver la pointe de la racine, obliquement par rapport à la région médiane du maxillaire. On éprouve une résistance assez considérable pour faire l'injection et on voit la muqueuse blanchir peu à peu sous l'influence de la cocaïne.

On peut être sûr que l'anesthésie sera excellente si le piston est dur à pousser. Si le liquide pénètre sans résistance, on est tombé dans du tissu cellulaire et on détermine la formation d'une boule d'œdème. Il vaut mieux retirer l'aiguille et recommencer la piqûre. Plusieurs piqûres sont nécessaires, au moins deux, afin de cerner la dent dans une zone d'anesthésie.

L'adrénaline ajoutée à la cocaïne a donné les meilleurs résultats tant au point de vue local qu'au point de vue général (Battier et de Névrezé).

Nous nous étendons ensuite longuement dans notre mémoire sur les différents cas d'extraction qui se présentent et nous y exposons les modifications qu'il faut apporter à la technique générale de l'injection de cocaïne vis-à-vis de cas spéciaux.

Nous étudions notamment ces cas difficiles d'injection au niveau de la face vestibulaire des deuxième et troisième grosses molaires supérieures et au niveau de la face linguale des deuxième et troisième grosses molaires inférieures.

CHAPITRE IX

On s'est servi de la glace pilée, de l'éther en pulvé-risations, mais ces procédés n'ont plus aujourd'hui qu'un intérêt historique.

Après avoir étudié le mécanisme de l'anesthésie par réfrigération, paralysie des extrémités sensitives et vaso-constriction, après avoir exposé les lois physiques régissant l'évaporation des liquides, nous arrivons à l'étude des chlorures de méthyle et d'éthyle.

1° *Chlorure de méthyle.* — Entre en ébullition à 23 degrés au-dessous de zéro. Produisant donc un froid très intense, sa maniabilité est médiocre. Nous exposons la méthode du stypage (Galippe), et concluons en constatant que le chlorure de méthyle est peu employé car il provoque fréquemment des escharres.

2° *Chlorure d'éthyle.* — Bout à 12 degrés au-dessus de zéro. Il s'emploie en pulvérisations sur la gencive. Nous ne pouvons rapporter ici le manuel opératoire que nous exposons dans notre travail. Nous concluons seulement que le chlorure d'éthyle rend des services réels mais qu'il ne peut guère être employé que pour les dents antérieures et que l'anesthésie obtenue est fugitive et peu profonde.

Enfin, après avoir longuement étudié les propriétés,

la valeur pratique, le mode d'emploi des mélanges de chlorure de méthyle et de chlorure d'éthyle, le coryl, l'anesthyle, nous terminons ce long chapitre par cette conclusion que la réfrigération bien employée constitue un excellent procédé d'anesthésie locale pour une opération superficielle.

CHAPITRE X

MÉTHODE MIXTE D'ANESTHÉSIE LOCALE. — COCAÏNE ET RÉFRIGÉRATION

L'emploi successif de la cocaïne et de la réfrigération rend les meilleurs services, soit pour rendre indolore la piqûre de l'aiguille, soit pour anesthésier une gencive fongueuse, soit pour suppléer à l'injection difficile ou impossible dans certaines régions.

Après en avoir exposé toutes les indications, nous concluons que, pour nous, cette méthode mixte, injection de cocaïne et réfrigération, est la meilleure méthode d'anesthésie locale.

Toutefois, nous donnons actuellement la préférence à la stovaïne, comme nous le verrons plus loin.

CHAPITRE XI

La stovaïne est un corps récemment découvert par un chimiste français, M. Fourneau, et présentant sur la cocaïne les avantages suivants:

1° Toxicité moindre. — Les expériences sur le lapin et sur le cobaye, que nous exposons dans notre mémoire, montrent que cette différence de toxicité entre les deux corps est très grande ; il en est résulté que la cocaïne est au moins deux fois plus toxique que la stovaïne.

2° Ce nouveau médicament possède une action vaso-dilatatrice, tandis que la cocaïne a une action vaso-constrictive. On peut donc, avec la stovaïne, opérer les malades assis

3° Enfin, la stovaïne coûte moins cher que la cocaïne.

Il y a environ six mois que nous avons commencé à utiliser ce produit, c'est-à-dire vers la fin de janvier 1904, sur les conseils de M. Reclus. Ce chirurgien l'emploie depuis plusieurs mois dans son service et obtient des résultats qui semblent parfaits jusqu'ici.

Personnellement, nous avons fait, avec une solution à 0,75 0/0 de stovaïne, plus de quatre cents injections. Nous n'avons vu aucune menace de syncope, aucun malaise survenir, et nous avons constaté une anesthésie égale à celle obtenue par la cocaïne.

CONCLUSIONS

1° L'anesthésie générale par les dangers et les inconvénients qu'elle comporte, sera l'exception en chirurgie dentaire. De ce fait découle toute l'importance de l'anesthésie locale.

2° De tous les procédés d'anesthésie locale actuellement connus, la cocaïne paraît donner les meilleurs résultats pratiques, ainsi que le nouveau produit appelé stovaïne.

3° Le chlorhydrate de cocaïne nous paraît supérieur à toutes les préparations qui lui ont été opposées.

4° L'eau distillée est le meilleur de tous les véhicules proposés pour la cocaïne.

5° Dans la pratique courante, on obtient une anesthésie satisfaisante et on évite tout incident par l'injection d'un centimètre cube d'une solution fraîche dans l'eau distillée de chlorhydrate de cocaïne au 1/100.

6° Lorsque l'injection excède un centigramme de cocaïne, la position horizontale s'impose.

7° C'est dans la déchirure du ligament alvéolo-dentaire que réside presque uniquement la douleur dans l'extraction des dents.

8° Du manuel opératoire de l'injection dépend entièrement l'anesthésie. De son asepsie dépendent les suites opératoires.

9° Après l'opération, le malade doit rester couché

un quart d'heure pour 1 centigramme de cocaïne, de deux à trois heures pour une dose supérieure.

10° La réfrigération bien exécutée constitue un bon moyen d'anesthésie locale, mais seulement pour des opérations toutes superficielles.

11° La méthode mixte (injection de cocaïne et réfrigération) constitue la meilleure méthode d'anesthésie locale.

12° La *stovaïne*, produit nouveau, vaso-dilatateur, anesthésique local puissant, toxique moindre que la cocaïne, a donné jusqu'alors d'excellents résultats, et paraît appelée à supplanter la cocaïne.

Mayenne, imprimerie CH. COLIN

Vigot Frères

Éditeurs

Extrait du

Catalogue Général

PARIS

23, PLACE DE L'ÉCOLE-DE-MÉDECINE

ANATOMIE DESCRIPTIVE

ET

DISSECTION

PAR

Le Dr J.-A. FORT

PROFESSEUR LIBRE D'ANATOMIE

SIXIÈME ÉDITION ENTIÈREMENT REVUE

Trois forts volumes in-8, avec **2.228** figures
et 10 planches en couleurs

Prix :
- Broché. . . . . **36** francs
- Cartonnage souple. . . **45** —

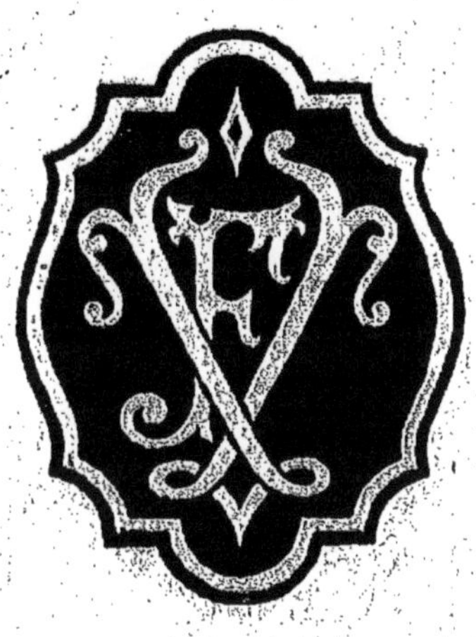

www.ingramcontent.com/pod-product-compliance
Ingram Content Group UK Ltd.
Pitfield, Milton Keynes, MK11 3LW, UK
UKHW021212140726
13695UKWH00002B/500